**Hefte zur Unfallheilkunde**
Beihefte zur Zeitschrift „Der Unfallchirurg“

Herausgegeben von:
J. Rehn, L. Schweiberer und H. Tscherne

194

S. B. Kessler L. Schweiberer

# Refrakturen nach operativer Frakturenbehandlung

Unter Mitarbeit von
A. Betz R. Burkhardt B. Eibl-Eibesfeldt A. Grabmann
K. K. J. Hallfeldt R. Kenn P. Krueger H. Mandelkow
D. Nast-Kolb S. M. Perren K.-J. Pfeifer K. Remberger

Mit 75 Abbildungen

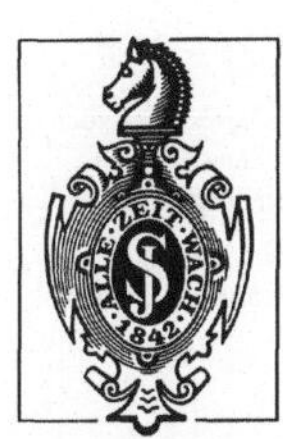


Springer-Verlag
Berlin Heidelberg New York
London Paris Tokyo

Reihenherausgeber
Prof. Dr. Jörg Rehn
Mauracher Straße 15, D-7809 Denzlingen

Prof. Dr. Leonhard Schweiberer
Direktor der Chirurgischen Universitätsklinik München-Innenstadt
Nußbaumstraße 20, D-8000 München 2

Prof. Dr. Harald Tscherne
Medizinische Hochschule, Unfallchirurgische Klinik
Konstanty-Gutschow-Straße 8, D-3000 Hannover 61

Autoren
Dr. Sigurd B. Kessler
Prof. Dr. Leonhard Schweiberer

Chirurgische Klinik Innenstadt
und Chirurgische Poliklinik der Universität München
Nußbaumstraße 20, D-8000 München 2

ISBN-13:978-3-540-19018-9 e-ISBN-13:978-3-642-83403-5
DOI: 10.1007/978-3-642-83403-5

CIP-Kurztitelaufnahme der Deutschen Bibliothek. Kessler, Sigurd B.: Refrakturen nach operativer Frakturenbehandlung / S. B. Kessler ; L. Schweiberer. Unter Mitarb. von A. Betz ... – Berlin ; Heidelberg ; New York ; London ; Paris ; Tokyo : Springer, 1988
(Hefte zur Unfallheilkunde ; 194)
ISBN-13:978-3-540-19018-9

NE: Schweiberer, Leonhard:; GT



2124/3140-543210 – Gedruckt auf säurefreiem Papier

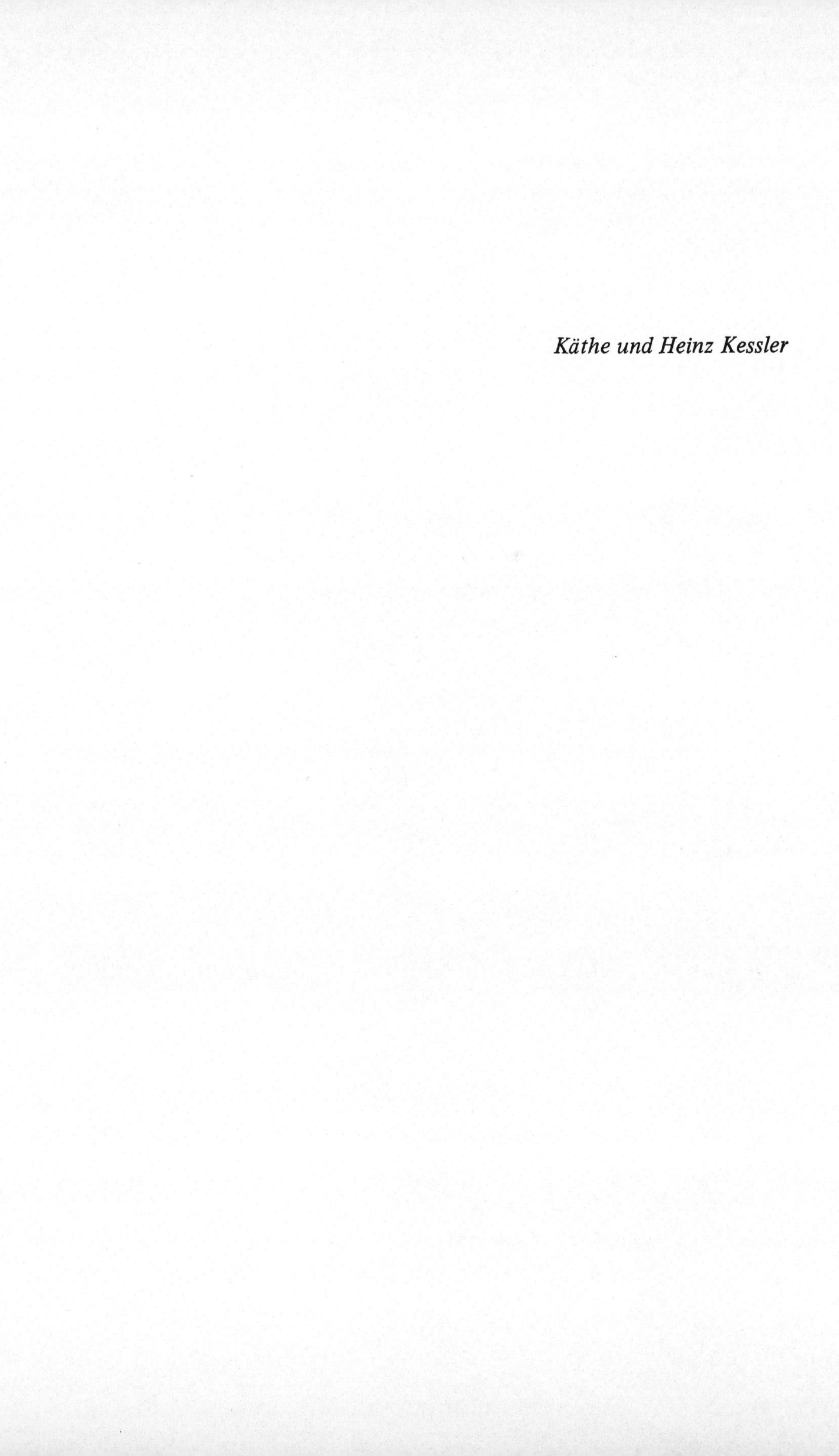

*Käthe und Heinz Kessler*

# Vorwort

Die Erforschung der Frakturheilung erfordert eine Beteiligung eines breiten Spektrums von wissenschaftlichen Spezialdisziplinen.

Jeder Autor oder jede Arbeitsgruppe kann sich bei der Bearbeitung einer Fragestellung nur auf eine beschränkte Zahl von Aspekten konzentrieren.

Wenn wir in der vorliegenden Publikation im wesentlichen Wert auf biologische und zirkulatorische Gesichtspunkte legen, heißt das einerseits, daß diese Zusammenhänge u.E. zu wenig untersucht worden sind. Es heißt andererseits jedoch nicht, daß diese Aspekte die einzigen relevanten sind.

Es ist das Ziel der Autoren, auf die wesentliche Bedeutung der Fragmentvitalität und auf die Gefahr ihrer Beeinträchtigung hinzuweisen. Andererseits möchten wir anregen, andere Aspekte wie die Biochemie, Immunologie, Kybernetik der Frakturheilung verstärkt zu beachten bzw. zu erforschen. Für Ergänzungen sind wir dankbar.

Trotz thematischer Beschränkung ist der Beitrag so umfangreich geraten, das wir ihn zur besseren Übersicht in 4 Abschnitten abgehandelt haben. Um Wiederholungen zur Falldarstellung zu vermeiden, haben wir die Patientendaten mit den Röntgenbefunden separat dargestellt. Es gibt Gründe, dieses Kapital an 2. Stelle einzufügen, da es die Detailbefunde enthält, die im 1. Kapital zusammengefaßt dargestellt sind. Uns erscheint es aber vorteilhaft, den Falldarstellungen einige Aspekte zur Diagnostik und Therapie refrakturgefährdeter Knochen anzufügen. Diese Anmerkungen haben die Ausführungen in den vorangegangenen Kapiteln zur Voraussetzung. Aus diesem Grunde haben wir das Kapitel an den Schluß gesetzt und empfehlen, es ggf. bei der Lektüre vorzuziehen.

Es ist uns ein Bedürfnis, allen zu danken, die an der Entstehung der Arbeit mitgeholfen haben. Da sind zunächst viele unbekannte Damen und Herren, die uns Befunde aus auswärtigen Kliniken und Abteilungen zur Verfügung gestellt haben. Auch in der eigenen Klinik hat eine große Zahl von Mitarbeitern und Kollegen an der Datensammlung und Auswertung mitgeholfen. Besonders verpflichtet sind wir Frau E. Meier und Frau M. Schiffl aus der Chirurgischen Klinik Innenstadt, die die histologischen Präparate angefertigt haben. Frau Schiffl hat sich darüber hinaus sehr verdient gemacht bei der Organisation der Zusammenstellung der Manuskripte.

Frau M. Jansen hat die Texte geschrieben, Frau I. Wiktorin hat die Zeichnungen angefertigt, Frau E. Geckeler, Herr H. Mankowski und Herr P. Pruy haben die photographischen Arbeiten ausgeführt.

Die Autoren sind sich bewußt, daß der Beitrag dieser Damen und Herren ein grundlegender Bestandteil dieser Arbeit ist. Sie danken für deren engagierte Unterstützung.

Zu besonderem Dank sind wir Herrn Prof. Dr. H.K. Uhthoff, Ottawa, verpflichtet, der uns wertvolle redaktionelle Empfehlungen gegeben hat.

*S.B. Kessler*

## Inhaltsverzeichnis

## Mitarbeiterverzeichnis

Betz, A.; Chirurgische Klinik Innenstadt und Chirurgische Poliklinik der Universität München, Nußbaumstr. 20, D-8000 München 2

Burkhardt, R., Prof. Dr.; Abteilung für klinische Knochenmarksdiagnostik, Arbeitsgruppe Hämatomorphologie des Instituts für Hämatologie (Gesellschaft für Strahlen- und Umweltforschung mbH), Ziemssenstr. 1, D-8000 München 2

Eibl-Eibesfeldt, B., Dr.; Chirurgische Klinik Innenstadt und Chirurgische Poliklinik der Universität München, Nußbaumstr. 20, D-8000 München 2

Grabmann, A., Dr.; Pathologisches Institut der Ludwig-Maximilians-Universität München, Thalkirchener Str. 36, D-8000 München 2

Hallfeldt, K.K.J., Dr.; Chirurgische Klinik Innenstadt und Chirurgische Poliklinik der Universität München, Nußbaumstr. 20, D-8000 München 2

Kenn, R., Dr.; Röntgenabteilung der Chirurgischen Klinik Innenstadt und Chirurgische Poliklinik der Universität München, Nußbaumstr. 20, D-8000 München 2

Krueger, P., Prof. Dr.; Chirurgische Klinik Innenstadt und Chirurgische Poliklinik der Universität München, Nußbaumstr. 20, D-8000 München 2

Mandelkow, H., Dr.; Chirurgische Klinik Innenstadt und Chirurgische Poliklinik der Universität München, Nußbaumstr. 20, D-8000 München 2

Nast-Kolb, D., Dr.; Chirurgische Klinik Innenstadt und Chirurgische Poliklinik der Universität München, Nußbaumstr. 20, D-8000 München 2

Perren, S.M., Prof. Dr.; Leiter des Schweizerischen Forschungsinstituts, Laboratorium für experimentelle Chirurgie, Obere Str., CH-7270 Davos-Platz

Pfeifer, K.-J., Prof. Dr.; Leiter der Röntgenabteilung, Chirurgische Klinik Innenstadt und Chirurgische Poliklinik der Universität München, Nußbaumstr. 20, D-8000 München 2

Remberger, K., Prof. Dr.; Pathologisches Institut der Ludwig-Maximilians-Universität München, Thalkirchener Str. 36, D-8000 München 2

# 1 Bedeutung der Vorgeschichte und der Vorbehandlung

S.B. Kessler, A. Grabmann, A. Betz, B. Eibl-Eibesfeldt, D. Nast-Kolb und P. Krueger

## 1.1 Einleitung

### *1.1.1 Bedeutung der Refraktur für den Patienten*

Nach der Implantatentfernung einer operativ versorgten Fraktur empfinden Frakturpatienten deutliche Erleichterung, endlich die Probleme der Knochenbruchheilung überstanden zu haben. Dies gilt ganz besonders für Patienten, die einen komplizierten Heilungsverlauf durchgemacht haben. Um so größer ist die Enttäuschung, wenn es in der Folge ohne nennenswerte Gewalteinwirkung zu einem erneuten Versagen des vermeintlich geheilten Knochens kommt. Die Betroffenen sind verwirrt und verzweifelt und äußern nicht selten die Befürchtung, ihr Knochen werde wohl nie heilen.

Auch für den Chirurgen bedeutet die Refraktur eine unangenehme Überraschung, da auch er mit dieser Komplikation nicht gerechnet hat. Gelegentlich sieht er sich mit mehr oder weniger offen vorgetragenen Vorwürfen konfrontiert. In zunehmendem Maße werden dabei juristische Institutionen eingeschaltet.

In jedem Einzelfall muß sich der Behandelnde fragen, ob anerkannte Prinzipien in der Therapie unberücksichtigt geblieben sind oder ob unser derzeitiger Kenntnisstand noch nicht ausreicht, die Refraktur vorherzusehen und zu vermeiden.

### *1.1.2 Wissenschaftliche Problematik der Refraktur*

#### *1.1.2.1 Definition*

Von einer "Refraktur" sprechen wir, wenn
1. zuvor eine Fraktur an einem gesunden Knochen vorgelegen hatte;
2. diese Fraktur nach Behandlung als durchbaut angesehen worden war;
3. im Fall einer operativen Frakturbehandlung die Implantate entfernt worden waren;
4. es zur neuerlichen Kontinuitätsdurchtrennung ohne adäquates Trauma im alten Frakturbereich gekommen ist (Müller et al. 1977).

#### *1.1.2.2 Vorstellungen zur Entstehung von Refrakturen*

In der Literatur finden sich nur wenig Angaben über die Häufigkeit von Refrakturen. Die veröffentlichten Zahlen liegen um 2% der operierten Frakturen (Grob u. Magerl 1987; Köbler u. Schipke 1972; Lehmann et al. 1977; Terbrüggen et al. 1974). Jensen gibt allerdings eine Refrakturrate von 11% an (Jensen et al. 1977). In dieser Zahl sind jedoch auch die Fälle mit relevantem Trauma enthalten. Allgemein unterscheiden sich die Definition von Refraktur, das zugrundeliegende Patientengut und die Modalitäten der Auswertung in verschiedenen Publikationen derart, daß aus abweichenden Zahlen keine Schlüsse zu ziehen sind. Darüber hinaus ist bei den Zahlen nicht immer klar, ob die Vorbehandlung ausschließlich in der eigenen Abteilung oder auch anderweitig erfolgt ist.

*Refrakturen nach nicht-operativer Frakturenbehandlung.* Über Ursachen, Verhütung und Behandlung von Refrakturen nach nicht-operativer Knochenbruchbehandlung liegt eine Reihe von Publikationen vor (Böstmann 1982; Büttner 1948; Gruber u. Laer 1979; Saupe 1941; Strauß u. Mandel 1932; White et al. 1977). Diese Refrakturen ereignen sich typischerweise innerhalb der ersten 6 Monate nach der Verletzung und sind auf eine zu kurz bemessene Ruhigstellung zurückzuführen. Man bezeichnet sie als Kallus- oder Umbaurefraktur. Die kindlichen Unterarmgrünholzfrakturen nehmen aufgrund biomechanischer Besonderheiten eine gewisse Sonderstellung ein (Gruber u. Laer 1979).

*Refrakturen nach operativer Frakturenbehandlung.* Hinsichtlich der Refrakturen nach operativer Frakturenbehandlung berichtet die Mehrzahl der Autoren über solche nach Plattenosteosynthesen (Dietschi u. Zenker 1973; Hidaka u. Gustilo 1973; Lehmann et al. 1977; Richon et al. 1967; Terbrüggen et al. 1974). Grob und Vecsei berichten über je eine Refraktur nach Marknagelung, und zwar nach offener Nagelungstechnik bzw. zu früh vorgenommener Implantatentfernung (Grob u. Magerl 1987; Vecsei 1984).

Köbler weist darauf hin, daß durch die Anwendung der internen Fixation die Pathogenese der Refrakturen "variationsreicher" geworden ist (Köbler u. Schipke 1972). Neben der früher bekannten Kallusfraktur nach konservativer Behandlung sieht er die Ermüdung des Knochengewebes als wesentliche Ursache der Refraktur nach operativer Frakturbehandlung. Daneben prägt er den Begriff der "Neutralisationsrefraktur", wobei er davon ausgeht, daß wegen der Kraftumleitung unter der Platte eine Knochenrarefizierung eintrete, so daß der Knochen nach der Implantatentfernung nicht mehr den üblichen Belastungen gewachsen sei.

Außerdem führt er den "Versprödungsbruch" an, der dadurch zustande kommen soll, daß der Knochen am Plattenende "versprödet", also brüchiger wird. Schließlich wird in 12–20% der Refrakturen eine "Dystrophie" im Sinne von Ernährungsstörung angenommen. Die dargelegten Zusammenhänge werden aufgrund von Röntgenbefunden und theoretischen Erwägungen angenommen. Mechanische Analysen und histomorphologische Untersuchungen wurden nicht zugrunde gelegt.

Frankel sowie Dietschi und Zenker verweisen auf mechanische Untersuchungen, in denen nach Einbringen von Schraubenbohrlöchern eine beträchtliche Minderung der Tragfähigkeit des Knochens zu verzeichnen war (Frankel u. Burstein 1968; Dietschi u. Zenker 1973). Dietschi zeigt, daß technische Fehler, z.B. Distraktion der Fragmente, zu frühe Implantatenentfernung, zu frühe Belastung und Bohrlöcher, bei der Entstehung einer Refraktur mitwirken. Zusätzlich vermuten sie, daß eine "Spongiosierung" mit nachfolgender Schwächung des Knochenrohres bei der Refrakturierung eine wesentliche Rolle spielt.

Terbrüggen et al. berichten 1973 erstmals bei 4 von 9 Refrakturen von "bionekrotischen Fragmenten" (Terbrüggen et al. 1974). Als weitere Ursachen sehen die Autoren schlechte Operationstechnik, falsche Nachbehandlung wie frühe Belastung, frühe Implantatenentfernung und erneutes Trauma (Terbrüggen et al. 1974). Lehmann et al. (1977) berichten von 9 Refrakturen. In 3 Fällen wurden Knochenproben histomorphologisch untersucht, wobei sich stets ausgedehnte Nekrosen im Bereich der Kortikalis und der Spongiosa gefunden haben. Sie vermuten, daß Knochennekrosen in anderen Untersuchungen deshalb so selten als Ursache angegeben sind, weil keine bioptischen Untersuchungen vorgenommen worden sind.

#### *1.1.2.3 Vorstellungen zur Prophylaxe*

Die Vorschläge zur Vermeidung von Refrakturen nach Osteosynthesen sind in der Regel sehr allgemein gehalten, z.B. Ausschöpfung der konservativen Therapie, Vermeidung technischer Fehler wie Instabilität, Verwendung von Implantaten, die keine Versprödung des Knochens verursachen (Dietschi u. Zenker 1973; Köbler u. Schipke 1972; Terbrüggen et al. 1974). Köbler und Dietschi empfehlen, die Implantate frühzeitig zu entfernen (Köbler u. Schipke 1972; Dietschi u. Zenker 1973). Rehn u. Hierholzer (1971) raten, den Zeitpunkt der Implantatentfernung vom Röntgenbefund abhängig zu machen. Terbrüggen et al. (1974) weisen speziell auf die Notwendigkeit hin, die Fragmentvitalität so wenig wie möglich zu beeinträchtigen. Bei eingetretener Fragmentnekrose dürfe die Extremität nicht belastet werden, solange der Knochen nicht revitalisiert sei. Richon et al. (1967) empfehlen, die Implantate spät zu entfernen. Sie verweisen auf ihre Beobachtung, daß sie keine Refraktur gesehen haben, wenn die Platten länger als 2 Jahre belassen worden sind.

#### *1.1.2.4 Vorstellungen zur Behandlung*

In der Literatur finden sich wenig Angaben über die Behandlung von Refrakturen. Grob stellt fest, daß meistens einfache Bruchformen vorliegen, die durch Gipsruhigstellung oder Marknagelung günstig zu behandeln sind (Grob u. Magerl 1987).

### *1.1.3 Fragestellung*

Die Anzahl der Refrakturen, die wir in den letzten Jahren zu behandeln hatten, ließ die Vermutung aufkommen, daß sie keineswegs seltener geworden sind. Das bedeutet, daß die Voraussetzungen für ihre Entstehung weiterhin unzureichend bekannt sind.

Wir sind der Frage nachgegangen, ob durch Aufarbeitung der Vorgeschichte, der Röntgenaufnahmen nach der Erstfraktur sowie histomorphologischer Befunde weitere Erkenntnisse über den Entstehungsmechanismus zu gewinnen sind.

## 1.2 Patienten und Methoden

Von allen Patienten, die vom 1. Januar 1981 bis 31. August 1986 mit Refrakturen an Röhrenknochen in unsere Behandlung kamen, wurden Vorgeschichte, vorherige Röntgenbilder und Knochenbiopsien, soweit diese zu erhalten waren, aufgearbeitet.

Außerdem verfügen wir über die Röntgenunterlagen sowie die Knochenbiopsien einer Patientin aus den 60er Jahren, der Anfangszeit der Arbeitsgemeinschaft für Osteosynthesefragen (AO). Ein anderer Patient mit konservativer Behandlung einer offenen Unterschenkelfraktur und Refraktur in der Vorgeschichte wurde wegen einer fortbestehenden Osteitis und eines Weichteildefekts bei belastungsstabiler Überbrückung von uns behandelt. Beide Fälle wurden in die Betrachtungen, aber nicht in die zahlenmäßige Auswertung einbezogen.

So verfügen wir über die Dokumentation der Verläufe von 18 Patienten mit 21 Refrakturen nach operativer Frakturenbehandlung. 17 Refrakturen wurden bei uns behandelt. Bei 3 Patienten war die Behandlung der Refraktur auswärts eingeleitet, bei einem war sie bis auf die Implantatentfernung abgeschlossen worden. Dazu kommt ein Patient mit Refraktur nach konservativer Behandlung. Biopsien aus dem Refrakturgebiet von 9 Patienten liegen vor.

## 1.3 Ergebnisse

### *1.3.1 Allgemeine Aspekte*

In der angebenen Zeit hatten wir 17 Refrakturen zu behandeln, 16 hatten die Erstbehandlung in einer anderen Abteilung erhalten. Die Implantatentfernung vor der Refraktur war in 5 Fällen bei uns und in 12 Fällen auswärts vorgenommen worden. Das Femur war 11mal, die Tibia 6mal und die Ulna einmal betroffen. Bezogen auf die Schaftfrakturen entspricht dies einer Refrakturrate von 6,12% (7,65% am Femur, 4,32% an der Tibia). 16 Refrakturen behandelten wir operativ, eine konservativ.

### *1.3.2 Unfallschaden*

7 Patienten hatten primär zweit- oder drittgradig offene Frakturen erlitten. Bei der knöchernen Verletzung handelte es sich 5mal um Zweitfragmentfrakturen, 2mal um Frakturen mit inkompletten Drehkeilen, 9mal um Frakturen mit kompletten Dreh- oder Biegungskeilen und 2mal um Trümmerfrakturen. Überwiegend handelt es sich also um Mehrfragmentfrakturen.

### *1.3.3 Vorbehandlung*

Die Erstfraktur ist 16mal durch Platte versorgt worden (Tabelle 1). Die Implantate sind entfernt, das Behandlungsverfahren ansonsten bis zur Refraktur beibehalten worden. Zwei Patienten mit offenen Frakturen sind zunächst in Extension und nachfolgend mit Platte sowie nochmaligem Verfahrenswechsel, u.a. intramedullärer Osteosynthese, behandelt worden.

### *1.3.4 Verlauf nach der Erstversorgung*

#### *1.3.4.1 Infektkomplikation*

Bei 5 Patienten ist es nach ursprünglich geschlossener Fraktur zu einem Knocheninfekt gekommen. Bei 3 Patienten entwickelte sich als Folge einer offenen Fraktur eine manifeste Osteitis (Tabelle 1.1).

**Tabelle 1.1.** Befunde und Behandlung vor der Refraktur. *äR* äußere Ruhigstellung, *BK* Biegungskeil, *DK* Drehkeil, *Ext* Extensionsbehandlung, *F* Femur, *MN* Marknagel, *Dpl.Pl* Doppelplatte, *OS* Osteosynthese, *Pl* Platte, *SP* Spongiosaplastik, *T* Tibia, *U* Ulna, *VN* Verriegelungsnagel

| | Frakturtyp | Verletzter Knochen | Offen? | Infekt | 1. Versorgung | Weitere Verfahren | Implantatentfernung nach Monaten | Refraktur nach Implantatentfernung [Wochen] |
|---|---|---|---|---|---|---|---|---|
| 1 | ? | T | Zweitgradig? | + | Konservativ | SP | – | (26 J) |
| 2 | Querfraktur | F | – | – | Dpl.Pl | – | 29 | 16 |
| 3 | Drehkeilfraktur | F | Drittgradig? | + | Ext | Pl, MN | 84 | 64 |
| 4 | Drehkeilfraktur | F | Zweitgradig | + | Pl, SP | – | 10 | 3 |
| | 2. Refraktur | | | | MN | – | 40 | 15 |
| 5 | Trümmerfraktur | F | Drittgradig | + | Ext | Pl, MN, SP | 23 | 13 |
| 6 | Querfraktur | F | – | + | Pl | | 16 | 21 |
| 7 | Drehkeilfraktur | F | – | – | Pl | – | 18 | 17 |
| 8 | Kurze Schrägfaktur | F | – | + | Pl | – | 14 | 4 |
| | 2. Refraktur | | | | Ext | VN | 27 | 18 |
| 9 | Drehkeilfraktur | T | – | + | Pl | – | 11 | 10 |
| 10 | Drehkeilfraktur | T | – | + | Pl | – | 6 | 84 |
| 11 | Schrägfraktur mit langer Fissur | F | – | – | Pl | – | 20 | 19 |
| 12 | Lange Schrägfraktur inkompleter DK | T | – | – | Pl | – | 12 | 31 |
| 13 | Biegungskeilfraktur | T | Zweitgradig | – | Pl, SP | – | 17 | 14 |
| | 2. Refraktur | | | | Pl | – | 13 | 4 |
| 14 | Biegungskeil | T | Zweitgradig | – | Pl | – | 14 | 4 |
| 15 | Querfraktur | F | – | – | Pl | – | 11 | 3 |
| 16 | Trümmerfraktur | F | Zweitgradig | – | Pl | – | 13 | 3 |
| 17 | Querfraktur | T | – | – | Pl | – | 13 | 25 |
| 18 | Lange Schrägfraktur | T | – | + | Pl | – | 5 | 30 |
| 19 | Biegungskeilfraktur | U | Erstgradig | – | Pl | SP | 7 | 7 |

### 1.3.4.2 *Frakturheilungszeit*

Der knöcherne Frakturdurchbau nach osteosynthetischer Behandlung ist nachträglich nicht immer zu beurteilen. In den wenigsten Fällen war der Frakturspalt im Röntgenbild nicht mehr sichtbar bzw. haben durchgehende Knochenbälkchen die Fragmente miteinander verbunden (Rüedi u. Allgöwer 1974), so daß eine belastungsstabile Überbrückung angenommen werden kann. Auf Aussagefähigkeit und Fehlermöglichkeit in der Röntgendiagnostik wird in Kap. 4 näher eingegangen. Es sei hier nur erwähnt, daß in mindestens 6 Verläufen eine Beurteilung der Festigkeit aufgrund unzureichender Aufnahmetechnik eigentlich nicht möglich war, man aber trotzdem die Tragfähigkeit angenommen und die Implantate entfernt hatte.

Die Zeiten bis zur knöchernen Konsolidierung lassen sich aus o.g. Gründen nachträglich nur noch in seltenen Fällen angeben. Ein Teil der Frakturen zeigte auf einer Seite des Knochens (plattenfern) eine reguläre, auf der Gegenseite (plattennah) eine verzögerte Überbrückung. Die anamnestischen Angaben der Patienten sprechen dafür, daß der unvollständige Durchbau mehrheitlich nicht erkannt und die Implantatentfernung aus diesem Grund zu früh vorgenommen worden ist.

In 3 Fällen hat man trotz ungesicherten Durchbaus die Implantatentfernung vorgenommen, um den Infekt zu sanieren.

Bei einem Teil der Frakturen wurden in der entscheidenden Phase keine befriedigenden Röntgenaufnahmen angefertigt, so daß nachträglich Zweifel an der Frakturüberbrückung bestehen (Näheres s. Kap. 4). Bei mindestens 9 Patienten war der Heilungsverlauf verzögert, in einigen Fällen erheblich.

### 1.3.4.3 *Zeitpunkt der Implantatentfernung*

Die Implantatentfernung ist zwischen dem 5. und 84. Monat nach der Osteosynthese vorgenommen worden. Bei 3 Patienten hatte eine Fistelung vorgelegen, die sich in der Folgezeit zunächst besserte, aber mit der Refraktur wieder verstärkt auftrat (Tabelle 1.1).

## 1.3.5 *Auftreten der Refrakturen*

Refrakturen haben wir nur im Bereich des kompakten Knochens im Schaftbereich gesehen. Sie ereigneten sich zwischen dem 9. und 105. Monat, durchschnittlich 26,3 Monate nach der Erstversorgung. Bezogen auf die Implantatentfernung ereignete sie sich 6mal innerhalb 6 Wochen, 3mal zwischen 6 und 12 Wochen; 2mal traten sie nach mehr als 1 Jahr nach der Implantatentfernung auf. Die Extreme bildeten Zeiträume von 16 bzw. 21 Monaten. Im Durchschnitt betrug der zeitliche Abstand zwischen Implantatentfernung und Refraktur 4,3 Monate (Tabelle 1.1).

## 1.3.6 *Behandlung der Refrakturen*

Die Refraktur wurde in 3 Fällen nichtoperativ mit äußerer Ruhestellung bzw. Extension behandelt. In 1 Fall kam es darunter zur Heilung, in einem weiteren Fall wurde auf die Verriegelungsnagelung gewechselt, in dem anderen zunächst auf Fixateur externe und dann und dann auf Plattenosteosynthese. In der Mehrheit der Fälle (n=9) wurden die Refrakturen primär, in 2 Fällen sekundär durch intramedulläre Osteosynthese behandelt. Darunter kam es immer zur Ausheilung. Zweimal wurden die Refrakturen verplattet. Ein fortbestehender Infekt und eine unzureichende Verankerungsmöglichkeit waren Kontraindikationen für eine intramedulläre Osteosynthese.

Nach der Refraktur sind im günstigsten Fall eine, im ungünstigsten Falle 7 Operationen durchgeführt worden. Durchschnittlich waren 2,5 Operationen erforderlich (vorgesehene Implantatentfernungen eingeschlossen).

#### *1.3.6.1 Dauer der Entlastung*

Die Dauer der Entlastung nach Versorgung der Refraktur hing einmal von der Infektsituation, zum anderen von dem eingeschlagenen Operationsverfahren ab. Nach intramedullärer Osteosynthese haben die Patienten innerhalb der ersten 2 Wochen voll belastet. Bei vorangegangener Extensionsbehandlung wurde die Belastung um 6 Wochen verzögert. Die Patienten mit Sarmientogips haben sofort belastet. Die Belastung wurde in einem Fall wegen der nachfolgenden Fixateur externe- und Plattenosteosynthesen wieder unterbrochen. Die endgültige Belastung nach Plattenosteosynthesen war nach 3–8 Monaten möglich.

#### *1.3.6.2 Anzahl der Operationen*

Die Anzahl der Operationen einschließlich Erstversorgung betrug mindestens 4 (bzw. 3, sofern die Implantatentfernung noch nicht durchgeführt worden war). Einschließlich Hämatomausräumung, Debridement, Implantatteilentfernung, Weichteildeckung usw. sind bei einem Patienten 12 Operationen vorgenommen worden (Patient Nr. 4, s. Tabelle 1.2).

#### *1.3.6.3 Behandlungsdauer*

Die Dauer der Behandlung bis zur Implantatentfernung betrug in den günstigsten Fällen 3 Jahre (n=8). Es handelt sich dabei um Patienten, die entweder keinen Infekt durchgemacht hatten oder bei denen der Infekt rasch gebessert werden konnte. In einem Fall (Patient Nr. 2) soll das Implantat wegen fortbestehender Refrakturgefährdung belassen werden. Eine rezidivierende Fistel belästigt den Patienten nicht, so daß er keine Revision wünscht.

Bei Patient Nr. 1 (s. Tabelle 1.2) kam eine chronische Ostitis nach 30 Jahren zur Ruhe. Bei 14 Patienten (die Extremfälle nicht berücksichtigt) lag die Gesamtbehandlungsdauer bei 6,7 Jahren; bei den Patienten 16–19 (s. Tabelle 1.2) ist die Behandlung am Ende des Beobachtungszeitraums noch nicht abgeschlossen.

### *1.3.7 Folgezustände*

#### *1.3.7.1 Körperlich*

Subjektive Beschwerden und objektive Beeinträchtigungen nach Ausheilung können Folge der Primärverletzung oder der Refraktur sein. Es hat sich gezeigt, daß der Großteil der

**Tabelle 1.2.** Behandlung der Refrakturen. *ä.R.* äußere Ruhigstellung, *Ext.* Extensionsbehandlung, *FE* Fixateur externe, *MN* Marknagel, *Pl* Platte, *VN* Verriegelungsnagel, *VW* Verfahrenswechsel

| | | Primärbehandlung | 1. VW | 2. VW | Operationen vor Refraktur | Operationen[a] nach Refraktur | Gesamt | Dauer der Behandlung [Jahre] |
|---|---|---|---|---|---|---|---|---|
| 1 | | Konservativ | | | – | – | | 30 |
| 2 | | MN | | | 2 | 2 | 4 | 5 |
| 3 | | VN | – | | 4 | 1 | 5 | 11 |
| 4 | (1. Refraktur) | MN | – | | 5 | 4 | 9 | |
| | (2. Refraktur) | VN | | | 9 | 3 | 12 | 8 |
| 5 | | Pl/Sp | – | | 5 | 2 | 7 | 6 |
| 6 | | VN | – | | 2 | 2 | 4 | 3,5 |
| 7 | | VN | – | | 3 | 5 | 8 | 3 |
| 8 | (1. Refraktur) | Ext | VN | | 3 | 3 | 6 | |
| | (2. Refraktur) | VN | – | | 6 | 2 | 8 | 7 |
| 9 | | ä.R. | Fx | Pl | 2 | 4 | 6 | 4 |
| 10 | | ä.R. | – | | 4 | – | 4 | 3 |
| 11 | | VN | – | | 2 | 2 | 4 | 4 |
| 12 | | VN | – | | 2 | 2 | 4 | 3 |
| 13 | (1. Refraktur) | VN | – | | 2 | 2 | 4 | 3.8 |
| | (2. Refraktur) | VN | – | | 4 | 2 | 6 | |
| 14 | | VN | – | | 2 | 2 | 4 | 2,3 |
| 15 | | VN | | | 2 | 2 | 4 | Nicht abgeschlossen |
| 16 | | VN | – | | 3 | 2 | 5 | Nicht abgeschlossen |
| 17 | | MN | – | | 2 | 2 | 4 | Nicht abgeschlossen |
| 18 | | FE | ä.R. | | 5 | 3 | 8 | Nicht abgeschlossen |
| 19 | | Pl | | | 2 | 2 | 4 | Nicht abgeschlossen |

[a] Bei liegendem Implantat wurde die vorgesehene Implantatentfernung mitgezählt.

Beeinträchtigungen auf die erste Verletzung zurückzuführen ist. Dieser Zusammenhang ist besonders bei schwerem Weichteil- und Knochenverlust anzunehmen. Dies gilt für Befunde wie Beinverkürzung, Knieversteifung, Gewebeverlust. In anderen Fällen gehen die Beschwerden auf die Infektkomplikationen der Erstoperation zurück, wie funktionell und ästhetisch störende Narben und Narbenschmerzen.

Der zusätzliche Schaden durch die Refraktur ist in der Regel gering. Die Komplikationen durch die osteosynthetische Versorgung überschreiten generell nicht das Ausmaß derer bei der Primärosteosynthese, wobei allerdings ein vorher vorhandener Infekt wieder aufflackern kann (n=3). Die Rotationsstellung ist bei der fehlenden Zähnelung der Refraktur schwierig einzustellen. So sahen wir eine Rotationsfehlstellung von 20° bei einem Patienten (Patient Nr. 11).

#### *1.3.7.2 Psychosozial*

Ein Teil der Patienten ist durch die Refraktur oder durch deren Behandlung psychisch deutlich beeinträchtigt. Einige Patienten begegnen jeder chirurgischen Therapieempfehlung mit Mißtrauen. Gelegentlich werden paramedizinische Institutionen in Anspruch genommen. In der Annahme, daß mechanische Entlastung günstig für die weitere Heilung sei, schränken sie über Jahre – wenn nicht für immer – ihre körperliche und sportliche Aktivität ein.

Beträchtliche persönliche Probleme können im beruflichen Bereich entstehen. Die Patienten im Angestelltenverhältnis leben vielfach in der Furcht vor der Entlassung. Ein Patient ist aufgrund seiner langen Arbeitsunfähigkeit als Metzgermeister entlassen worden (Fall 7). Freiberuflich Tätige können Probleme haben, den Betrieb aufrecht zu erhalten (Patient Nr. 10).

Besonders problematisch kann eine Refraktur für Auszubildende sein. Eine Patientin (Fall 5) hat ihren Ausbildungsplatz gewechselt, angeblich weil sie wegen der langen Ausfallzeiten nicht mehr geduldet worden war. Sie lebte in erheblicher Furcht, auch die 2. Ausbildung nicht abschließen zu können.

## 1.4 Diskussion

### *1.4.1 Begriffsbestimmung und Zahlen*

Über die Zweckmäßigkeit des Begriffs Refraktur ist verschiedentlich diskutiert worden (Dietschi u. Zenker 1973; Grob u. Magerl 1987). Es wurde vorgeschlagen, nur solche Frakturen als Refrakturen zu bezeichnen, die denselben Verlauf wie die Erstfraktur aufweisen (Dietschi u. Zenker 1973; Saupe 1941). Diese Bedingung ist aber nur in seltenen Ausnahmen gegeben. "Refraktur" ist am sinnvollsten als "Rezidivfraktur" aufzufassen. Rezidiv bedeutet nicht identisches Krankheitsgeschehen, sondern Wiederauftreten der Vorerkrankung.

Insofern sind Knochenbrüche, die in ihrer Entstehung auf die vorangegangene Fraktur zurückgehen, als "Refrakturen" zu bezeichnen; solche Frakturen, die nach adäquatem Trauma an einem abgeheilten Knochen entstehen, sind "neue Frakturen" (Patient Nr. 20).

Es muß eine klare Abgrenzung zu anderen Zuständen gezogen werden: Dies gilt einmal gegenüber den "neuen Frakturen", aber auch gegenüber Implantatbrüchen und Pseudarthrosen.

Innerhalb von fast 6 Jahren hatten wir 17 Refrakturen nach vorangegangener osteosynthetischer Behandlung von Ulna, Femur- und Tibiafrakturen zu versorgen. Bezogen auf die Gesamtzahl der Femur- und Tibiaschaftfrakturen entspricht dies einer Rate von 6,12%. Das Femur war mit 9 Refrakturen und einer Rate von 7,65% gegenüber der Tibia (n=8; 4,32%) im Verhältnis überrepräsentiert. Grob fand im Sankt Galler Krankengut Frakturen an Ober- und Unterschenkeln gleich häufig vertreten (Grob u. Magerl 1987).

### *1.4.2 Allgemeine Aspekte zur Pathogenese*

Die Mehrzahl unserer Patienten hatte vor der Refraktur klinisch faßbare Komplikationen durchgemacht: 7 offene Frakturen, 8 Ostetiden. Darüber hinaus muß eine verzögerte Frakturheilung in allen Fällen angenommen werden, auch wenn sie nicht jedes Mal erkannt worden ist (Näheres s. Kap. 4). Die Heilungsverzögerung war entweder auf die Weichteilablösung beim Unfall bzw. während der Operation und/oder auf einen durchgemachten Infekt zurückzuführen. Bei sekundär aufgetretenen Ostetiden muß angenommen werden, daß die Fragmentdenudation mit nachfolgender Knochennekrose das Angehen des Infekts begünstigt hat. Mehrere Patienten, die genaue Zahl läßt sich nicht mehr ermitteln, hatten vor der 1. Implantatentfernung unter langanhaltenden, nicht geklärten Schmerzen zu leiden (z.B. Patienten 4, 7, 12, 13, 16; s. Tabellen 1.1 und 1.2).

In der Literatur ist diskutiert worden, ob eine unzureichende Fragmentruhigstellung die Entstehung einer Refraktur begünstigen kann (Dietschi u. Zenker 1973). Wir fanden dafür in unserem Krankengut keine Anhaltspunkte. Alle primären Osteosynthesen wiesen eine ausreichende Stabilisierung auf. Sekundäre Instabilitätszeichen wie Implantatlockerungen oder Unruhekallus waren, abgesehen von der Patientin mit der infizierten Defektpseudarthrose (Patientin Nr. 3) nie in den vorangegangenen Röntgenbefunden nachzuweisen.

Umgekehrt sahen wir in 4 Fällen das Bestreben zu einer Überstabilisierung durch Doppelplatte, zu breite, zu lange Platte oder durch eine Überzahl an freien Zugschrauben (Patienten Nr. 2, 9, 12, 13; s. Tabellen 1.1 und 1.2).

Der Fall 1 mit konservativer Behandlung eines zweit- bis drittgradig offenen Schienbeinbruchs und Refraktur nach 26 Jahren bestätigt die bekannte Tatsache, daß Refrakturen auch bei konservativen Behandlungsverfahren unabhängig vom sog. Kallusbruch vorkommen können. Das Röntgenbild zeigt auch in diesem Fall fortbestehende Zonen relativ vermehrten Mineralgehalts, die als vitalitätsgestört angesehen werden müssen (Büttner 1948; Richon et al. 1967; Saupe 1941).

Von den in der Literatur beschriebenen Frakturen am Plattenende haben wir im Beobachtungszeitraum einen Fall gesehen (Patient Nr. 20) (Grob u. Magerl 1987; Probst 1975). Grob bezeichnet diese als parafokale Refrakturen. Bei der erwähnten Patientin lag ein echtes Trauma vor, "Sturz vom Fahrrad". Abgesehen davon sind aber andere Fälle bekannt, bei denen es ohne Trauma zur Spontanfraktur, also Refraktur, am Plattenende gekommen ist. Auf die Situation kann wegen unzureichender Informationen nicht eingegangen werden

Wir meinen aber, daß man mit Begriffen wie "Versprödungsbruch" zurückhaltend sein muß, solange keine exakten Daten über Materialeigenschaften des Knochens vorliegen.

### *1.4.3 Zeitpunkt der Implantatentfernung*

Die Empfehlungen in der Literatur zur Implantatentfernung gehen dahin, daß der Zeitpunkt nur vom bisherigen Verlauf und speziell vom Röntgenbefund abhängig gemacht werden kann (Müller et al. 1975; Rehn u. Hierholzer 1971; Rueff u. Wilhelm 1972). Erst wenn die Knochenbälckchen die Fragmente ununterbrochen verbinden, kann man die Tragfähigkeit des Knochens annehmen (Rehn u. Hierholzer 1971; Rüedi u. Allgöwer 1974).

Richon et al. zeigten 1967, daß die Refrakturrate ansteigt, wenn man die Implantate frühzeitig entfernt. Andere Autoren empfehlen dagegen die frühzeitige Implantatentfernung mit der Begründung, die Porosierung dadurch zu verhüten, die als Ursache der Refraktur angesehen wird (Dietschi u. Zenker 1973; Köbler u. Schipke 1972).

Bei unseren Refrakturpatienten war die Implantatentfernung zu unterschiedlichen Zeiten vorgenommen worden. Wenn man den Zeitraum von 18–24 Monaten nach der Osteosynthese als "Standard" ansehen will, ist bei 15 Patienten eine frühzeitige, bei 3 eine "normale" und bei weiteren 3 Patienten eine späte Implantatentfernung vorgenommen worden.

Der Zeitpunkt der Implantatentfernung kann deshalb nicht der entscheidende Faktor zur Auslösung oder Verhütung der Refraktur sein.

Einigen Patienten war nach der 1. Implantatentfernung wohl wegen des unsicheren Durchbaus empfohlen worden, die Extremität für 6 Wochen zu entlasten. Die Einstellung, durch eine derartige Schonung eine Refraktur verhindern zu können, scheint verbreitet zu sein. Die Beobachtungen an den dokumentierten 21 Refrakturen stützen eine derartige Annahme nicht. Lediglich in 7 Fällen trat die Komplikation innerhalb 6 Wochen ein. In den übrigen 15 Fällen ereignete sie sich spater, z.T. sehr viel später. In 2 Fällen kam es nach über einem Jahr zur Refraktur.

## 1.5 Schlußfolgerungen

Der Begriff der Refraktur wird vielfach unscharf verwendet, indem darunter auch Zustände wie Implantatbrüche oder neue Brüche mit adäquaten Traumen verstanden werden. Unter Refraktur sollten solche Kontinuitätsunterbrechungen verstanden werden, die sich im ehemaligen Frakturbereich ohne adäquates Trauma ereignen. Nach Osteosynthesen ist es erst nach der Implantatentfernung sinnvoll, von einer Refraktur zu sprechen.

Alle unsere Patienten boten Auffälligkeiten bei der Verletzung, der Operation oder dem späteren Verlauf: 7 Patienten hatten eine offene Fraktur, 11 hatten ausgedehnte operative Weichteilablösungen, und 8 Patienten hatten postoperative Infekte (5 davon nach geschlossener Fraktur). Mindestens 5 Patienten hatten konstant Schmerzen, obwohl nie eine Infektion oder Instabilität vorlag. Eine primär instabile Osteosynthese haben wir in keinem Fall gesehen. Refrakturen bei unseren Patienten traten gehäuft nach frühzeitiger

Implantatentfernung, aber auch nach "standardmäßiger", seltener auch nach späterer Implantatentfernung auf. Eine frühzeitige Implantatentfernung kann also diese Komplikation begünstigen, eine späte Implantatentfernung schließt sie jedoch nicht aus (s. Kap. 4). Bei unklarer knöcherner Überbrückung bedeutet eine 6wöchige Entlastung nach der Implantatentfernung keine ausreichende Prophylaxe der Refraktur.

## Literatur


Böstman OM (1982) Rotational refracture of the shaft of the adult tibia. Injury 15: 93–98

Büttner A (1948) Über Refraktionen im Kindesalter. Chirurg 14:347–357

Dietschi C, Zenker H (1973) Refrakturen und neue Frakturen der Tibia nach AO-Platten- und Schraubenosteosynthesen. Arch Orthop Trauma Surg 76:54–64

Dupore J, Dufour G (1972) Fracture iteratives apres ablation du material. Ann Orthop Quest 9:33–42

Frankel H, Burstein AH (1968) The biomechanics of refracture of bone. Clin Orthop 60:221–225

Grob D, Magerl F (1987) Refrakturen. Unfallchirurg 90:51–58

Gruber R, von Laer LR (1979) Zur Ätiologie der Refraktur des Vorderarmes im Wachstumsalter. Aktuel Traumatol 9:251–259

Hidaka S, Gustilo RB (1984) Refracture of bones of the forearm after plate removal. J Bone Joint Surg [Am] 8:1241–1243

Jensen JS, Hansen FW, Johansen J (1977) Tibial shaft fractures. Acta Orthop scand 48: 204–212

Köbler H, Schipke A (1972) Die Refraktur von Schaftbrüchen. Monatsschr Unfallheilkd 75:302–311

Lehmann L, Kaufner HK, Friedrich B (1977) Zur Problematik der Sekundärfrakturen nach Entfernung des Osteosynthesematerials. Unfallheilkunde 80:449–455

Müller ME, Allgöwer M, Schneider R, Willenegger H (1977) Manual der Osteosynthese. Springer, Berlin Heidelberg New York

Probst J (1975) Refrakturen: Zustand nach Osteosynthese und nicht verheilten Frakturen. Unfallheilkunde 121:271–274

Rehn J, Hierholzer G (1971) Zeitpunkt der Entfernung von Osteosynthesematerial. Chirurg 42:257

Richon A, Livio JJ, Saegesser F (1967) Les refractures apres osteosynthese par plaque a compressiong. Helv Chir Acta 1/2:49

Rüedi T, Allgöwer M (1974) Die Frakturheilung nach Osteosynthese im Röntgenbild. Helv Chir Acta 41:213–216

Rueff FL, Wilhelm K (1972) Zeitwahl der Implantatentnahme nach Osteosynthese. Arch Orthop Trauma Surg 73:201–209

Saupe H (1941) Rezifivbrüche und Refrakturen. Arch Klin Chir 201:435–456

Strauß L, Mandel F (1932) Refrakturen. Dtsch Z Chir 238:281–297

Terbrüggen D, Müller I, Ruetsch H (1974) Refrakturen nach Tibiaschaftosteosynthesen. Unfallheilkunde 119:122–125

Vecsei V (1984) Refrakturen nach Verriegelungsnagelung. Vortrag: IVe Symposium International Strasbourg 5 et 6 Avril Dix ans d'enclouage centro-medullaire avec verrouillage

White AA, Panjabi MM, Southwick WO (1977) The four biochemical stages of fracture repair. J Bone Joint Surg [Am] 59:188–192

# 2 Biologische Aspekte zur Frakturheilung und -behandlung*

S.B. Kessler, S.M. Perren, K.K.J. Hallfeldt, H. Mandelkow und L. Schweiberer

## 2.1 Einleitung

Bei Erwägungen zur Indikation einer Osteosynthese ist zu beachten, daß Operationen einschneidende Maßnahmen darstellen und die Mehrzahl der Knochenbrüche auch ohne Operation fest wird. Die Indikation zur Osteosynthese ergibt sich aus dem Ziel, Einschränkungen der Gliedmaßenfunktion zu verhindern oder zu vermindern. Vor- und Nachteile einer operativen Frakturbehandlung müssen deshalb sorgfältig abgewogen werden.

In den letzten Jahren ist eine Reihe neuer Erkenntnisse über die biologischen Reaktionen als Folge einer Fraktur oder einer Osteosynthese gewonnen worden.

Hier sollen einige Ergebnisse zusammengefaßt dargestellt werden, die aufgrund unserer Untersuchungen für die Entstehung einer Refraktur von Bedeutung sind bzw. ursächlich in Frage kommen.

## 2.2 Frakturheilung

Nach radiologischen und histomorphologischen Gesichtspunkten wird zwischen primärer und sekundärer Frakturheilung unterschieden (Schenk 1986).

Unter äußerer Ruhigstellung und nach Marknagelung heilen Frakturen in der Regel unter dem Bild der sekundären (oder spontanen) Heilung.

Bei der spontanen Frakturheilung wird zunächst die Fraktur durch fibröses Bindegewebe, evtl. Faserknorpel und Faserknochen überbrückt. Dabei wird die interfragmentäre Beweglichkeit verringert, indem Gewebe mit immer größerer Steifigkeit (und geringerer Dehnbarkeit) den Frakturbereich ausfüllen (Perren u. Boitzy 1978). Nachdem eine erste knöcherne Fixation durch Faserknochen eingetreten ist, wird dieser über den inneren Umbau durch Lamellenknochen ersetzt (Schenk 1986). Bei andauernder Instabilität kann der Faserknorpel nicht abgebaut und durch Knochen ersetzt werden. Es kommt zum Bild der reaktiven Pseudarthrose (Weber u. Cech 1973).

Bei der primären Frakturheilung wird der Knochenbruch ohne Zwischenstufen durch Knochen überbrückt (Perren u. Boitzy 1978; Schenk 1986).

Voraussetzung für beide Heilungsformen ist die erhaltene Vitalität (Willenegger et al. 1971). Für die primäre Heilung müssen die Fragmente zusätzlich fugenlos reponiert und jede interfragmentäre Relativbewegung aufgehoben sein, was der Vorstellung der "stabilen Osteosynthese" entspricht (Perren u. Boitzy 1978; Schenk 1986).

---

* Die angeführten eigenen Experimente wurden aus Mitteln der Deutschen Forschungsgemeinschaft und der AO-International unterstützt.

Geringgradige lokalisierte Vitalitätsstörungen können ohne klinisch erkennbare Verzögerung der Überbrückung abgeräumt werden (Rhinelander et al. 1968). Ausgedehnte Knochennekrosen verzögern oder verhindern die Frakturheilung (Schweiberer 1978). Eine geringe interfragmentäre Beweglichkeit ("Instablität") ist eine der Ursachen für die Bildung von knöchernem Kallus, dessen Größe u.a. vom Ausmaß der Bewegungen abhängt. Kallus bedeutet nicht Heilungsstörung: Von einer Heilungsstörung wird gesprochen, wenn die knöcherne Überbrückung über mehrere Monate verzögert ist oder ausbleibt.

## 2.3 Auswirkungen der Osteosynthesen auf den Knochen

Über die Auswirkungen der Osteosynthese auf den Knochen und die Frakturheilung bestanden lange Zeit unzureichende, z.T. falsche Vorstellungen.

### *2.3.1 Plattenosteosynthese*

Zur Plattenosteosynthese wurde eine Vielzahl von Versuchen durchgeführt. Dabei interessierte in erster Linie der Zusammenhang von der mechanischen Situation zur Art der Frakturheilung. Fragen der Durchblutung und Vitalität des Knochens wurden seltener untersucht (Rhinelander 1974). Von klinischer Seite ist seit Beginn der Ära der Plattenosteosynthese über die Beeinträchtigung der Fragmentdurchblutung und deren Bedeutung für die Frakturheilung diskutiert worden. Rhinelander hat in diesem Zusammenhang einen Durchblutungsausfall mit nachfolgender Knochennekrose unter der Platte am Hunderadius festgestellt (Rhinelander 1974). Dieser Befund wurde in der Diskussion um die Indikation und Risiken der Plattenosteosynthese nur selten erörtert (Schweiberer 1978).

Dagegen beschäftigte ein anderes Phänomen eine Reihe von Untersuchern: die Auflockerung der Knochenstruktur unter der Platte, über die Uhthoff u. Dubuc (1971) anhand von Untersuchungen am Hund berichteten. Diese Erscheinung ist als "Spongiosierung" bezeichnet worden, Man stellte sich vor, daß der Knochen unter mechanischer Entlastung überflüssig gewordene Substanz abbaut, und bezeichnete diesen Mechanismus als "stress protection". Die Rarefizierung der Knochensubstanz wurde allgemein als Nachteil angesehen, da man davon ausging, daß damit eine Verminderung der Tragfähigkeit einhergeht. Refrakturen wurden als Folge dieser Veränderungen angesehen (Dietschi u. Zenker 1973; Köbler u. Schipke 1972).

Man bemühte sich, die Steifigkeit der Platten zu vermindern und die mechanische Entlastung zu reduzieren (Claes et al. 1980; Slätis et al. 1980; Tonino u. Klopper 1980; Woo et al. 1980; Zenker et al. 1980). In verschiedenen tierexperimentellen Untersuchungen schien die Porosierung unter weicheren Implantaten (Polyazetal, Titan) vermindert zu sein. (Da der Begriff "Spongiosierung" die morphologischen und kausalen Zusammenhänge nicht trifft, wie weiter unten ausgeführt, wird er durch "Porosierung" ersetzt.)

Nachdem Gunst (1980) auch mit der Vitalfärbung Durchblutungsausfälle unter der Platte nachgewiesen hatte, wurden die Revaskularisationsvorgänge dieser durchblutungsgeschädigten Zonen systematisch untersucht. Es stellte sich heraus, daß die Revaskularisation mit einer vorübergehenden Erweiterung der Knochenkanäle verbunden ist (Gautier et al. 1983; Lüthi 1981). Diese Erweiterung ist die Voraussetzung dafür, daß neue Gefäße einsprossen und nekrotische Knochenlamellen durch vitale ersetzt werden können. Die Aufweitung von zahlreichen Knochenkanälen ergibt die Porosierung. Diese ist also entgegen der ursprünglichen Annahme nicht Folge der Entlastung, sondern Folge der Vitalitätsstörung. Sie spiegelt die ablaufenden Revaskularisationsvorgänge wider und entspricht dem "schleichenden Ersatz" (englisch "creeping repair" oder "creeping substitution") (Axhausen u. Bergmann 1937; Barth, zit. nach Geiser 1963; Sevitt 1981) (s. auch Abb. 2.3).

Lüthy (1981) und Gautier et al. (1983) demonstrierten, wie der avaskuläre Knochen unter der Platte schrittweise revitalisiert wird. Nach der osteoklastischen Aufweitung von Knochenkanälen folgt unmittelbar die Anlage neuen Knochens. Der Vorgang setzt sich von den vaskularisierten Zonen in Richtung des nekrotischen Knochens fort. Die Porose verschwindet, wenn die Revitalisierung eingetreten ist (Abb. 2.2a). Sie ist also eine vorübergehende Erscheinung.

In einer sorgfältigen Analyse fand Gautier darüber hinaus unter steifen Stahlplatten die gleiche Porosierung wie unter weichen Polyazetalplatten. Das Ausmaß des Durchblutungsausfalls und der Porose nimmt mit der Kontaktfläche der Platte zum Knochen von proximal nach distal hin ab. Auch das spricht gegen eine mechanische Ursache der Porose, da die Platte in ihrem distalen Bereich mehr entlastet als proximal (Gautier et al. 1983).

Unter der Vorstellung, daß die Zirkulationsstörungen oder die nachfolgende Porosierung schädlich sind, hat man die Auflagefläche der Platte reduziert, indem man die Unterfläche genoppt, gerillt oder "wellenförmig" gestaltet hat (Gautier et al. 1983; Vattolo 1986). Tatsächlich wurden die Zirkulationsausfälle im Experiment vermindert. In der Verletzungssituation können jedoch weitere Faktoren hinzukommen die die Revaskularisation erheblich behindern und um Monate bis Jahre verzögern (s.u.).

### *2.3.2 Intramedulläre Schienung*

Mit der Marknagelung werden besonders durch den Bohrvorgang die Markgefäße zerstört und ein Zirkulationsschaden in den inneren Kortikalisanteilen erzeugt (Kessler et al. 1986; Pfister et al. 1979; Rhinelander 1974).

Die Revaskularisation dieses Innenschichtschadens erfolgt über die erhaltenen periostalen Gefäße sowie über Gefäße, die in den Spalt zwischen Nagel und Knochen eingewachsen sind (Kessler 1983) (Abb. 2.2b und 2.4).

Spalten zwischen den Fragmenten dienen Gefäßen als Eintrittspforte und führen zur Revaskularisation des Knochens und der Markhöhle. Sie werden in wenigen Wochen durch Geflechtknochen überbrückt (Abb. 2.1, 2.6).

Die Revaskularisation der geschädigten Knochenanteile erfolgt nach denselben Prinzipien wie nach Plattenosteosynthese: Von vorbestehenden oder neu gesproßten Gefäßen im Knochen oder in der Markhöhle sprossen Äste in aufgeweitete Knochenkanäle, die nach Aufweitung durch Osteoklasten durch vitale Lamellen wieder eingeengt werden. Es findet sich also auch nach Marknagelung eine Porose, die zur Revitalisierung der markhöhlennahen Nekrose führt. Die Richtung der Revaskularisationsfront hängt von der Richtung der Gefäßversorgung ab (Abb. 2.2b und 2.4) (Kessler 1983).

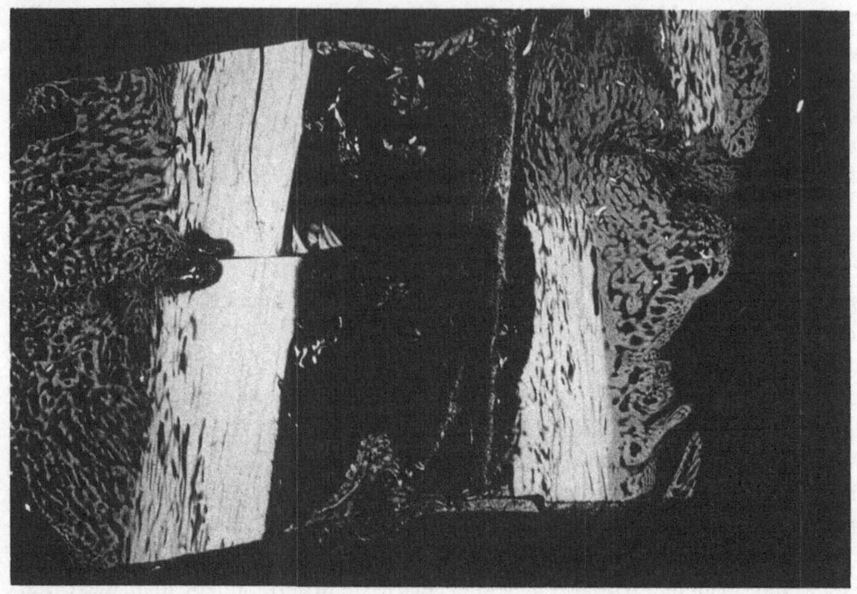

**Abb. 2.1.** Schafstibia 8 Wochen nach Osteotomie (bei Ausbildung eines kleinen posterioren Fragments) und Verriegelungsnagelung. Mikroradiographie eines Längsschnitts aus dem Osteotomiebereich. Die Osteotomie ist durch externen knöchernen Kallus überbrückt. Der weit klaffende Spalt an der posterioren Seite (rechts) ist durch gefäßhaltigen Geflechtknochen, der die Fragmentflächen verbindet, überbrückt. Die Fragmentenden sind revaskularisiert, was an den aufgeweiteten Knochenkanälen zu erkennen ist. An der anterioren Seite ist in größeren Bereichen kein Knochenkanal aufgeweitet. In diesem Zusammenhang bedeutet das Knochennekrose, wie auch in den parallelen histomorphologischen Schnitten zu zeigen ist. Die nekrotischen Osteotomieflächen liegen reaktionslos aneinander. Sie werden durch die Kallusmanschette fugenlos aufeinandergehalten. Gefäße können in dieser Situation primär nicht in den Spalt einwachsen und wie an der Gegenseite zur Revaskularisation der Fragmentenden beitragen. Das ist erst möglich, wenn der Spalt – wie vorne zu sehen – durch Osteoklasten aufgeweitet wird

Die Marknagelung gewährleistet keine "stabile Osteosynthese", da sie geringe interfragmentäre Bewegungen zuläßt. Trotzdem sind die Bedingungen zur Revaskularisation und Überbrückung günstig. Bei adäquater Technik der Mark- und Verriegelungsnagelung sind Heilungsstörungen aufgrund unzureichender Stabilität und gestörter Vitalität bei geschlossener Nageltechnik äußerst selten (Grosse et al. 1984). Die beobachteten Heilungsstörungen gehen überwiegend zu Lasten einer falschen Indikationsstellung oder einer unzureichenden Technik.

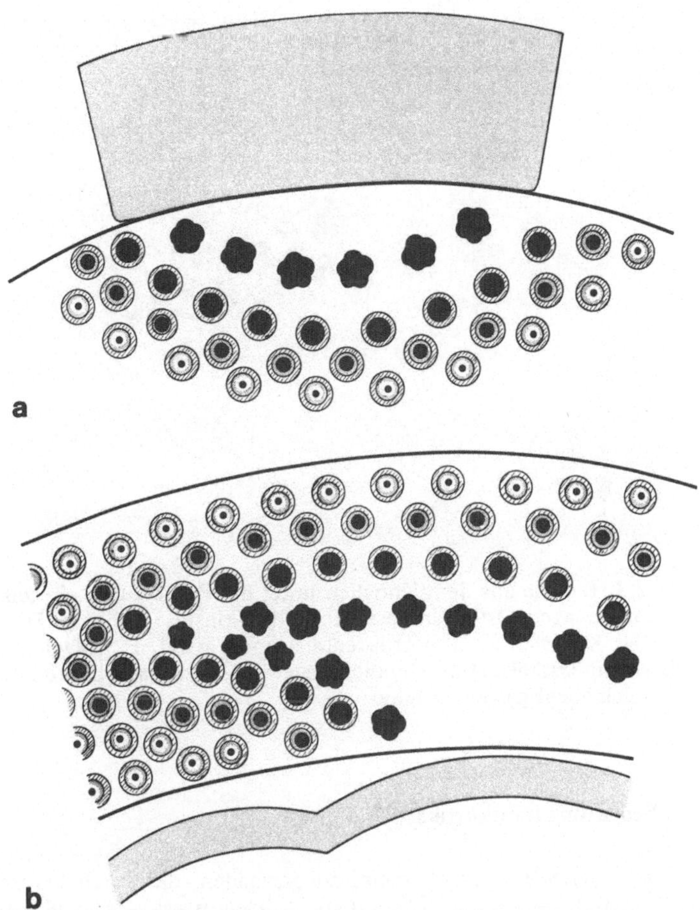


**Abb. 2.2a** Schema der Revaskularisationsvorgänge unter der Platte (umgezeichnet nach Gautier et al. 1983). In Plattennähe besteht ein begrenzter Durchblutungsausfall. Dieser wird durch frisch aufgeweitete Knochenkanäle mit Howship-Lakunen eingesäumt. In Richtung Markhöhle sind die Kanäle zunehmend durch neugebildete Lamellen auf das normale Lumen eingeengt. **b** Schema der Revaskularisationsvorgänge nach Marknagelung.
Der rechte Bildteil zeigt die Situation nach Zerstörung der Markgefäße und nachfolgendem Innenschichtschaden. Die Revaskularisation setzt sich von außen nach innen hin fort (zentripetal). Innen finden sich die aufgeweiteten Knochenkanäle. Nach peripher zu zu sind die Osteone durch neu angelegte Lamellen zunehmend eingeengt.
Die linke Bildhälfte zeigt die Situation bei teilweise erhaltenen oder wieder eingesproßten Markgefäßen. In diesem Fall findet sich neben der zentripetalen auch eine zentrifugale Revaskularisation

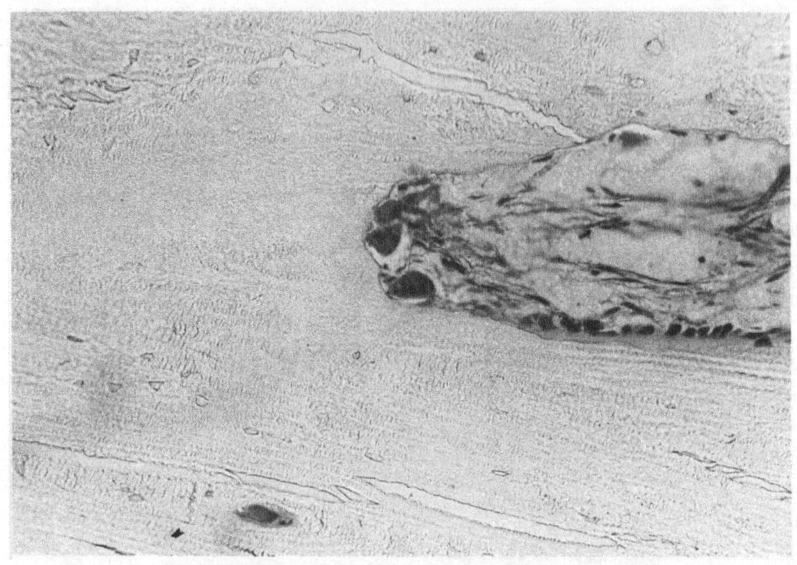

**Abb. 2.3.** Biopsie aus dem Knochen unter der Platte zum Zeitpunkt der Plattenentfernung 18 Monate nach Osteosynthese, komplikationslose Heilung. Die Osteozytenhöhlen sind leer. Der Knochen ist also größtenteils noch avital. Es findet sich lediglich eine Umbaueinheit mit Osteoklasten, Gefäßbindegewebe und Osteoblastenreihen (*rechts unten*) einschließlich abgelagertem Osteoid

## 2.4 Bedeutung transkortikaler Nekrosen

Es wurde dargelegt, daß Durchblutungsschäden, die durch Platte oder Marknagel gesetzt worden sind, grundsätzlich innerhalb weniger Wochen revaskularisiert werden. Dies trifft für experimentelle Situationen mit fehlendem oder begrenztem Vorschaden zu, bei denen Platten oder Marknägel an intakten oder einfach osteotomierten Knochen angelegt werden. Es resultiert dann auch zusammen mit den Implantatfolgen nur ein begrenzter Durchblutungsausfall, der über nahegelegene Gefäße zügig revaskularisiert wird.

Andere Verhältnisse liegen vor, wenn es zu einem ausgedehnten Durchblutungsausfall gekommen ist. Dieser entsteht, abgesehen von schweren Weichteilschäden, bei Frakturen mit einem langen schrägen Verlauf oder mit Zwischenfragmenten. Bei erheblicher Dislokation können die Weichteile mit den Gefäßen vom Knochen abgeschert werden. Auch aggressive Repositionsmanöver führen zur Weichteilablösung (Rhinelander 1974).

Wird die Fraktur zur Platten- oder Schraubenanlage chirurgisch freigelegt, werden weitere Weichteile abgelöst, und es besteht die Gefahr, daß große Fragmentanteile innen und außen denudiert werden. Die Folge ist ein ausgedehnter Durchblutungsausfall mit Knochennekrose. Zwischenfragmente sind ganz besonders gefährdet (s. dazu Kap. 4: Fälle 7 und 9) (Abb. 2.5, 2.7, 2.8).

Es hat sich gezeigt, daß eine stabile Frakturversorgung die Revaskularisationsprozesse begünstigt (Schenk 1986; Schweiberer 1973). Dieser Sachverhalt trifft für begrenzte

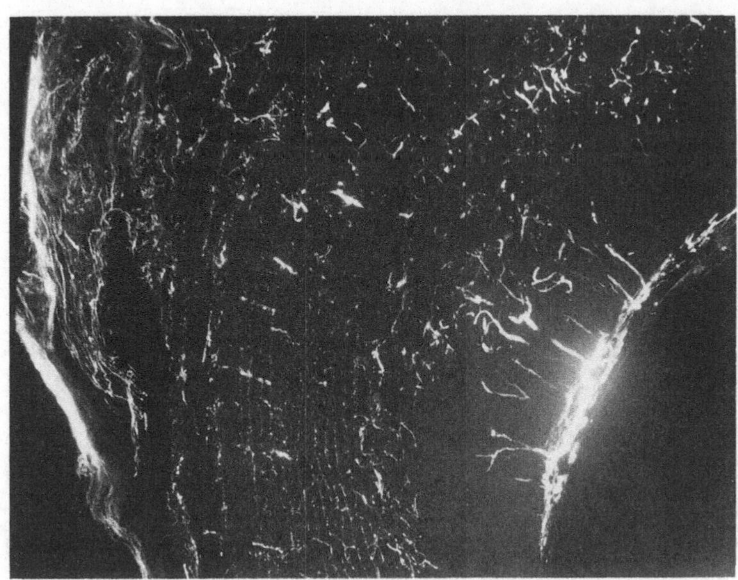

**Abb. 2.4.** Mikroangiographie, Sektor aus einer Schafstibia 8 Wochen nach Verriegelungsnagelung. (*Rechts unten:* Teil der Markhöhle, Lager des Marknagels.)
Die äußeren Knochenanteile sind von einem feinen Netz markierter Gefäße durchzogen, die marknahen Anteile sind großenteils noch gefäßfrei. Lediglich im mittleren Abschnitt sind Gefäße in den Spalt zwischen Nagel und Knochen gewachsen und haben Äste in die Kompakta geschickt

Gefäßschäden zu, etwa bei Querfrakturen bzw. Osteotomien. Bei ausgedehntem Durchblutungsausfall liegen andere Bedingungen vor.

Wir haben dazu in einem Experiment Drehkeilfrakturen an Schafstibiae gesetzt und diese teils durch Platte, teils durch Verriegelungsnagelung versorgt. Fragmentvitalität und Durchbau werden nach 8 Wochen analysiert.

Die Auswertung der Knochenschnitte ergab folgende Zusammenhänge:
Frakturen werden durch Geflechtknochen überbrückt, wenn zumindest einige Schichten des angrenzenden Knochens durchblutet sind. Das ist der Fall:

- nach Plattenosteosynthese im plattenfernen Bereich;
- nach geschlossener Verriegelungsnagelung im gesamten Frakturgebiet;
- nach offener Verriegelungsnagelung in den nicht freigelegten Bereichen.

Transkortikale knöcherne Nekrosen finden sich besonders an den Zwischenfragmenten und im schrägen Bereich der Hauptfragmente, wenn diese unter der Platte liegen und wenn der Marknagel mit offener Technik implantiert worden ist (Abb. 2.5 und 2.8).

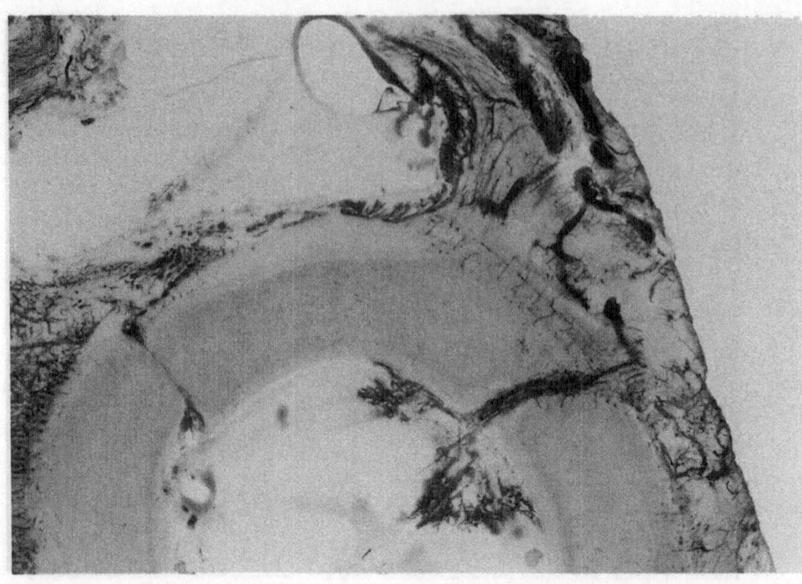

**Abb. 2.5.** Schafstibia mit Intermediärfragment 8 Wochen nach Plattenosteosynthese, Gefäßfüllung mit Biodur E 20 (G. v. Haagens, Heidelberg). Das Plattenlager ist *oben* erkennbar. Der linke Frakturspalt ist fugenlos reponiert, der rechte klafft etwas. Die Markhöhle zeigt keine ortsständigen Gefäße mehr. Diese sind bei dem Trauma zerstört worden. Über den klaffenden Spalt sind Gefäße eingewachsen und haben den angrenzenden Teil der Markhöhle revaskularisiert. Im Knochen findet sich lediglich in den peripheren Anteilen eine Gefäßmarkierung. Im mittleren Fragment besteht ein ausgedehnter, im linken ein schmaler transkortikaler Durchblutungsausfall mit Nekrose. Die fugenlos reponierte Fraktur ist weder durch Gefäße noch durch Knochen überbrückt. Im Gegensatz dazu ist in den klaffenden Spalt mit den Gefäßen Geflechtknochen eingewachsen, der die Fragmente knöchern verbunden hat

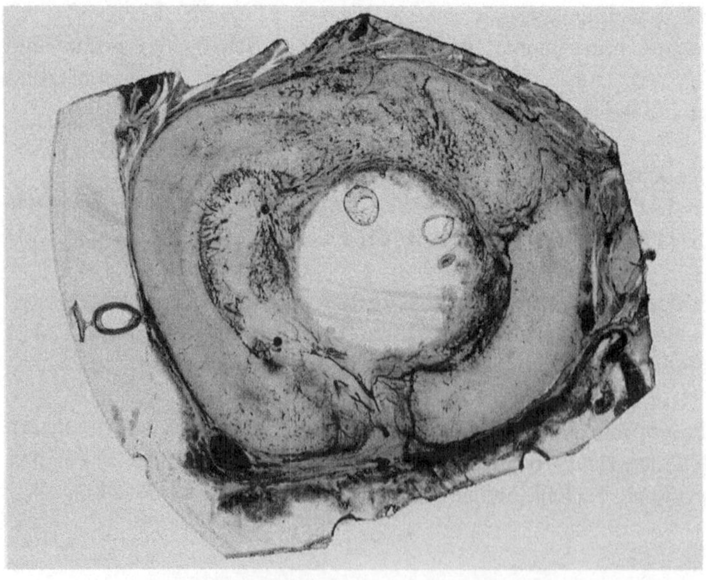

**Abb. 2.6**

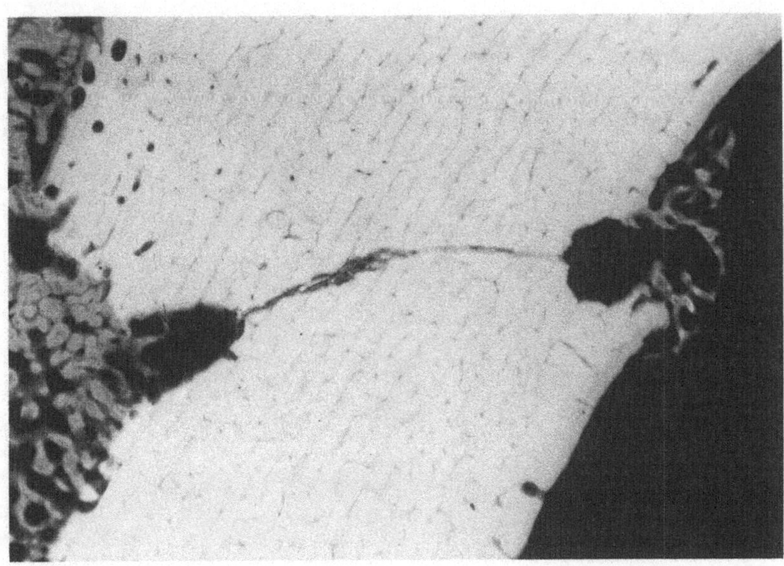

**Abb. 2.7.** Schafstibia 8 Wochen nach Drehkeilfraktur und Plattenosteosynthese. Mikroradiographie einer fugenlos reponierten Fraktur in der Nähe des Plattenlagers. Die fehlende Prosierung sowie die benachbarten histologischen Schnitte zeigen, daß die Fragmente avital sind (Abb. 2.8). Entsprechend findet sich in der Mikroradiographie außer in den Randzonen keine Aufweitung der Knochenkanäle und keine direkte Überbrückung zwischen den Fragmenten. Es besteht lediglich eine endostale und eine periostale Geflechtknochenspange. Der Frakturspalt wird von beiden Seiten durch flächenhafte Osteoklastentätigkeit aufgeweitet. Dadurch können Gefäße an die Frakturflächen heranwachsen und diese revaskularisieren

Die Revaskularisation derartig geschädigter Areale geht immer dann zügig vonstatten, wenn klaffende Frakturspalten vorliegen, in die Gefäße einwachsen können.

Andererseits haben die Gefäße primär keinen Zugang zur Frakturfläche bei fugenlos reponierten Frakturen und unter schlüssig aufsitzenden Platten. Durch osteoklastische Aktivität kann zwar der Knochen unter der Platte und im Kontaktbereich zweier nekrotischer Fragmente abgebaut werden. Dieser Vorgang benötigt aber mehrere Wochen und Monate und ist am Versuchsende, nach 8 Wochen, noch lange nicht abgeschlossen (Abb. 2.7). Es besteht der Eindruck, daß die nachfolgend einsetzenden Revaskularisiationsvorgänge sehr langsam ablaufen (Schenk 1986).

---

**Abb. 2.6.** Schafstibia mit Intermediärfragmenten, 8 Wochen nach Verriegelungsnagelung, Gefäßfüllung mit Biodur E 20. Die Markhöhle zeigt neben dem Nagellager reichlich ortsständige Gefäße (zentrale Markarterie, endostale Gefäße). Da die Fragmente beim Bohrvorgang auseinanderweichen konnten, ist ein großer Teil der Gefäße erhalten geblieben. Die Fragmente sind durch Gefäße medullärer und periostaler Herkunft durchblutet. Alle Frakturen weisen reichliche Geflechtknochenanlage auf und sind überbrückt

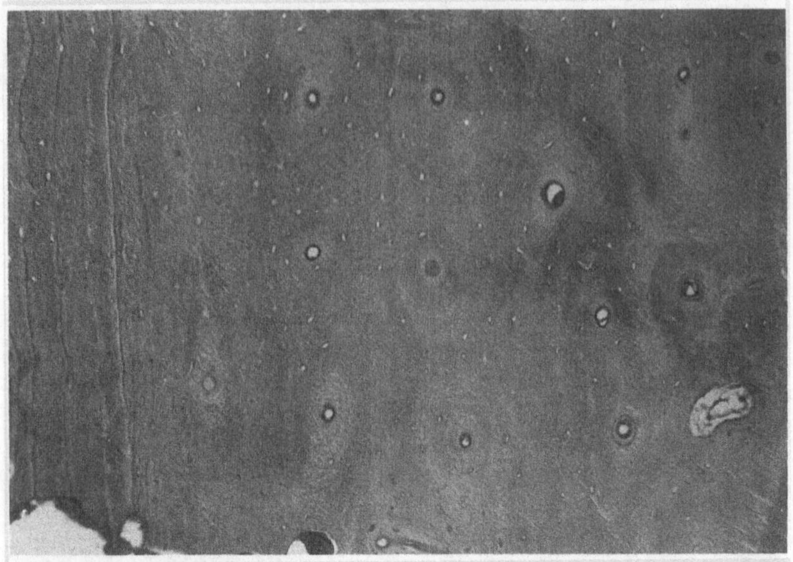

**Abb. 2.8.** Schafstibia 8 Wochen nach Fraktur- und Plattenversorgung; Probe aus dem plattennahen Bereich des Drehkeils, Giemsa-Färbung. Alle Osteozytenhöhlen sind leer, in den Knochenkanälen findet sich kein vitales Gefäßbindegewebe, beides Zeichen einer länger bestehenden Knochennekrose

Wir haben bei Revisionsoperationen von gestörten Heilverläufen (z.B. bei Plattenbrüchen) und bei Implantatentfernungen nach regelrechter Heilung Biopsien aus dem Plattenlager entnommen. Es zeigte sich, daß im Bereich des kompkaten Knochens der Diaphyse häufig ausgedehnte Zonen mit untergegangenen Knochenzellen zu finden sind (s. auch Kap. 3) (Abb. 2.3). Sofern diese Nekroseareale längere Zeit nach der Osteosynthese vorhanden sind, sind sie nur von vereinzelten Umbaueinheiten durchsetzt.

## 2.5 Morphologie der gestörten Frakturheilung

Wenn es 4 Monate nach der Fraktur noch zu keiner knöchernen Überbrückung gekommen ist, spricht man von einer verzögerten Heilung ("delayed union"), nach 8 Monaten von einer Pseudoarthrose, einer ausbleibenden Heilung ("nonunion"). Der zeitlichen Differenzierung kommt nur eine geringe therapeutische Bedeutung zu. Wesentlicher sind Genese, Ausmaß und Verlauf der Störung.

Die hauptsächlichen Ursachen für eine Beeinträchtigung der Heilung sind Instabilität, gestörte Vitalität, Knochendefekt und Osteitis.

### *2.5.1 Instabilität*

Frakturheilung erfordert eine "angemessene Ruhigstellung". Es ist bekannt, um welchen Faktor interfragmentäre Gewebe, faseriges Bindegewebe, Faserknorpel, Geflechtknochen gedehnt werden können, ohne daß die Differenzierung zur nächsten Gewebestufe verhindert wird (Perren u. Boitzy 1978). Es ist noch offen, was das für die interfragmentäre Beweglichkeit im Detail bedeutet. Entsprechende Untersuchungen werden durchgeführt (Hente et al. 1986). Morphologisch ist die Heilungsstörung aufgrund von unzureichender Ruhigstellung gut definiert: Die Fragmente sind von Gefäßen durchzogen und perfundiert. Biopsie und szintigraphische Befunde zeigen eine Hyperperfusion der Fragmentenden. Anstelle einer knöchernen Überbrückung besteht zwischen den Hauptfragmenten eine Scheibe aus Knorpel ohne Blutgefäßversorgung (Sevitt 1981). Im Englischen wird die Situation als "cartilaginous union" bezeichnet.

Bei persistierender knorpeliger Überbrückung wird diskutiert, ob der Zustand durch die verbleibende Instabilität oder durch die Behinderung, die die Knorpelscheibe wachsenden Gefäßen gegenüber ausübt, aufrechterhalten wird (Sevitt 1981).

Typisch ist diese Form der Heilungsstörung im Rahmen von ungenügend fixierenden Gipsverbänden, Platten ohne Zugschrauben oder zu dünnen Marknägeln. Die operativen und nicht-operativen Stabilisierungstechniken sind allgemein verbessert worden, so daß wir Instabilitätspseudoarthrosen heute nur selten sehen.

### *2.5.2 Beeinträchtigte Fragmentvitalität*

Vitalitätsstörungen der Fragmentenden kommen entweder durch den Unfall oder durch die operative Freilegung zustande. Dabei kommt der Gefäßablösung mehrheitlich die entscheidende Bedeutung zu. Es ist jedoch auch daran zu denken, daß Austrocknung und Infekt die Lebensfähigkeit der Knochenzellen beeinträchtigten. Eine thermische Schädigung beim Bohren wird diskutiert. Schmelzeisen hat für die Präparation des Lagers von Kortikalisschrauben gezeigt, daß bei Verwendung von stumpfen Bohrern Temperaturen über $50^\circ$ entstehen können. Dies führt zum Untergang der betroffenen Knochenzellen, erkennbar in einem primären Durchblutungsausfall und einer nachfolgenden Umbautätigkeit. Bei scharfen Bohrern ist die Temperatur um $10^\circ$ niedriger; die Durchblutung ist bis an den Bohrrand erhalten. Die Untersuchungen haben ergeben, daß die Wärmeentwicklung zu vernachlässigen ist, wenn mit scharfen Bohrern gearbeitet wird (Schmelzeisen 1987).

Das Ausmaß des primären Durchblutungsausfalls bzw. der Schädigung der Knochenvitalität läßt sich auf der Röntgenaufnahme nur vermuten, indem eine starke Dislokation der Fragmente als Hinweis auf eine Weichteilablösung aufgefaßt wird. Eine geringe oder fehlende Dislokation schließt einen Zirkulationsschaden nicht zwingend aus, da eine Fehlstellung bereits wieder ausgeglichen sein kann. Im Rahmen einer operativen Freilegung kann man die periostale Weichteilablösung, weniger die endostale beurteilen.

Die Bemühung, einen Vitalitätsschaden durch eine aufwendige Osteosynthese auszugleichen, ist ein riskantes bzw. aussichtsloses Unterfangen. Da keine Überbrückungsimpulse von den avitalen Fragmenten ausgehen können, müssen diese vom Periost, Endost oder entfernteren Knochenanteilen kommen (Abb. 2.1 und 2.5). Der fugenlos reponierte Spalt kann sekundär aufgeweitet, revaskularisiert und überbrückt werden (Abb. 2.7).

Bei langdauernder Avitalität werden die osteogenen Faktoren inaktiviert (Schenk 1986). Die Revitalisierungs- und Überbrückungsvorgänge laufen dann nur noch verzögert ab. Knochennekrosen begünstigen das Angehen eines Infekts, wodurch der Vitalitätsschaden vergrößert und die Revaskularisation behindert wird.

Bei begrenzter Ausdehnung des Vitalitätsschadens ist eine Frakturheilung möglich, wenn lange genug und angemessen ruhiggestellt wird (Schenk 1986; Sevitt 1981). Liegt jedoch ein größeres Nekorseareal vor, ist die Knochenbrucheilung nur durch Débridement und Induktion neuen Knochens (Spongiosaplastik) zu erreichen.

### *2.5.3 Infektpseudarthrosen*

Infektpseudarthrosen werden durch Nekrosen und Instabilität begünstigt und unterhalten. Infizierte Fragmente ohne Vitalitätsausfälle kommen vor, dürften aber eher selten sein. Infekt und Fraktur lassen sich hierbei durch Ruhigstellung zur Ausheilung bringen (Rittmann u. Perren 1974). Infektpseudarthrosen mit Knochennekrosen bedürfen des Débridements, der Ruhigstellung und der Osteoinduktion.

### *2.5.4 Defektspeudarthrosen*

Nach unserer Erfahrung sind Defektpseudarthrosen überwiegend Unfall- bzw. Operationserfolge, seltener Folge eines Tumorbefalls. Die Knochendefekte können von Weichteildefekten und/oder Infekten unterschiedlicher Ausprägung begleitet sein.

Sie bieten wegen der Unterschiede in der Entstehung, der Vitalität, der Infekt- und der Weichteilsituation ein vielgestaltiges Bild. Gemeinsam ist ihnen, daß sie weder spontan noch unter konservativen Methoden ausheilen können. Die Behandlungsmethoden sind im Fluß. Sie sollen in diesem Rahmen nicht erörtert werden. Trotz Verbesserung der Verfahren zur Überbrückung von Knochendefekten ist die Tragfähigkeit des neuen Knochens zumindest in den ersten Monaten reduziert und damit die Gefahr des mechanischen Versagens erhöht.

## 2.6 Schlußfolgerungen

Die Porosierung des Knochens in der Nachbarschaft von Platten und Marknägeln ist eine Folge des implantatbedingten Zirkulationsschadens. Sie ist ein Ausdruck der laufenden Revaskularisationsvorgänge und entgegen früheren Vorstellungen unabhängig von einer mechanischen Entlastung durch das Implantat. Die Porosierung ist als Bestandteil des Revitalisierungsprozesses nicht als nachteilig einzustufen. Richtig ist statt dessen: Solange nach einem Vitalitätsschaden keine Porose auftritt, läuft keine Revaskularisation ab.

Die Heilung von Frakturen ist an verschiedene Voraussetzungen gebunden:

– *Vitalität der Fragmentenden:* Avitale Fragmente können sich nicht an der Frakturheilung beteiligen. Perfussionsausfälle, die nicht die Kortikalis in ganzer Breite erfassen, werden rasch revaskularisiert und stören deshalb die Frakturheilung nicht wesentlich. Bei offenen Frakturen, aber auch bei übermäßiger Weichteilablösung bei Plattenosteosynthesen oder offener Marknagelung, kann es zu ausgedehnten transkortikalen Zirkulationsdefekten kommen. Derartige Vitalitätsschädigungen beeinträchtigen die Heilung erheblich. Der entscheidende Vorteil der geschlossenen Mark- und Verriegelungsnagelung liegt darin, daß es nie zu transkortikalen Zirkulationsausfällen kommt. Die auftretenden Schichtnekrosen werden über Gefäße in der Nachbarschaft und neu gesproßten Gefäßen rasch revitalisiert.

- *Interfragmentäre Ruhigstellung:* Die Frakturheilung ist an eine angemessene interfragmentäre Ruhigstellung gebunden. Fixiert man mit Schrauben und Platte, strebt man die vollständige Ruhigstellung mit primärer knöcherner Heilung an. Eine Restbeweglichkeit, wie sie nach Marknagelung, Fixateur externe und konservativer Behandlung besteht, wird toleriert. Geht die interfragmentäre Beweglichkeit über eine gewisse bislang nicht definierte Grenze hinaus, unterbleibt die knöcherne Überbrückung. Es entstehen vitale Pseudarthrosen. Diese lassen sich durch angemessene Ruhigstellung zur Ausheilung bringen.

- *Infektfreiheit:* Grundsätzlich müssen blande Verhältnisse vorliegen. Allerdings kann bei begrenztem Infekt und erhaltener Vitalität eine Fraktur unter stabilen Bedingungen ausheilen.

## 2.7 Zusammenfassung

Voraussetzung für die Frakturheilung sind Vitalität der Fragmente, angemessene Ruhigstellung, Infektfreiheit und osteoinduktive Faktoren. Von der Vielzahl der möglichen Beeinträchtigungen der Frakturheilung wird speziell auf die Gefahr des transkortikalen Vitalitätsschadens hingewiesen. Dieser kann Folge des Unfalls oder der Osteosynthese (Platte oder offene Marknagelung) sein. Bei klaffendem Frakturspalt bestehen gute Revaskularisationsbedingungen. Die fugenlose Reposition und der dichte Implantatkontakt behindern die Revaskularisationsvorgänge. Vom Standpunkt der Fragmentvitalität und der Frakturheilung stellt die intramedulläre Schienung bei geschlossener Schaftfraktur ein außerordentlich günstiges Behandlungsverfahren dar, da keine transkortikalen Zirkulationsausfälle auftreten und die Revaskularisation über erhaltene Frakturspalten erleichtert wird. Die Porosierung des Knochens in der Nachbarschaft von Implantaten ist Ausdruck der Revaskularisationsvorgänge. Entgegen früherer Ansicht ist sie unabhängig von mechanischer Entlastung.

## Literatur


Axhausen G, Bergmann E (1937) Die Ernährungsunterbrechungen am Knochen. In: Lubarsch O, Henke P (Hrsg) Handbuch der speziellen pathologischen Anatomie und Histologie. Springer, Berlin

Claes L, Burri L, Kinzl L, Fitzer E, Hüttner W (1980) Less rigid fixation with carbon fibre-reinforced materials: Mechanical characteristics and behavior in vivo. In: Uhthoff HK (ed) Current concepts of internal fixation of fractures. Springer, Berlin Heidelberg New York

Diehl K, Mittelmeier H (1974) Biomechanische Untersuchungen zur Klärung der Spongiosierung bei der Plattenosteosynthese. Z Orthop 112:235

Dietschi C, Zenker H (1973) Refrakturen und neue Frakturen der Tibia nach AO-Platten- und Schraubenosteosynthesen. Arch Orthop Trauma Surg 76:54

Gautier E, Cordey J, Lüthi U, Mathys R, Rahn BA, Perren SM (1983) Knochenumbau nach Verplattung: biologische oder mechanische Ursache? Helv Chir Acta 50:53

Geiser M (1963) Beiträge zur Biologie der Knochenbruchheilung. Enke, Stuttgart

Grosse A, Taglang G, Gintz JL (1984) Les complications de l'enclouage centro-medullaire verrouille. Vortrag: IVe Symposium International Strasbourg 5 et 6 Avril

Gunst MA (1980) Interference with bone blood supply plating of intact bone. In: Uhthoff HK (ed) Current concepts of internal fixation of fractures. Springer, Berlin Heidelberg New York

Hente R, Gumppenberg S von, Cordey J, Löhnert V, Claudi B, Jakob R, Rahn BA, Perren SM (1986) Heilung von Defektfrakturen unter Fixateur externe mit kontrollierter axialer Instabilität. 10. Symposium des Österreichisch-Schweizerisch-Deutschen Arbeitskreises für Osteologie

Kessler SB (1983) Die Revaskularisierung von Intermediärfragmenten nach Verriegelungsnagel. Hefte Unfallheilkd 161:38

Kessler SB, Hallfeldt KKJ, Perren SM, Schweiberer L (1986) The effects of reaming and intramedullary nailing on fracture healing. Clin Orthop 212:18

Köbler H, Schipke A (1972) Die Refraktur von Schaftbrüchen. Monatsschr Unfallheilkd 75:302

Lüthi U (1981) Auflageflächen von Osteosyntheseplatten und intracorticale Durchblutungsstörung. Inaugural Dissertation, Basel

Olerud S, Danckwardt-Lillieström R (1968) Fracture healing in compressiong osteosynthesis in the dog. J Bone Surg 50 [Br] 4:844

Perren SM, Boitzy A (1978) Cellular differentiation and bone biodynamics during the consolidation of a fracture. Anat Clin 1:13

Pfister U, Rahn BA, Perren SM, Weller S (1979) Vaskularität und Knochenumbau nach Marknagelung langer Röhrenknochen. Aktuel Traumatol 9:191

Rhinelander FW (1974) Tibial blood supply in relation to fracture healing. Clin Orthop 105:34

Rhinelander FW, Phillips RS, Steel WL, Beer JC (1968) Microangiography in fracture healing. II. Displaced cloded fractures. J Bone Joint Surg [Am] 50:643

Rittmann WW, Perren SM (1974) Corticale Knochenheilung nach Osteosynthese und Infektion. Springer, Berlin Heidelberg New York

Schenk R (1986) Histophysiology of bone remodelling and bone repair. In: Lin OCC, Chao EYS (eds) Perspectives on biomaterials. Elsevier, Amsterdam

Schmelzeisen H (1987) Untersuchungen zur Mechanik, Thermometrie und Morphologie beim Bohren der Corticalis von Röhrenknochen. Habilitationsschrift der Medizinischen Fakultät der Albert-Ludwigs-Univ., Freiburg i. Br.

Schweiberer L (1978) Nekrosepseudarthrose. Unfallheilkunde 81:228

Schweiberer L, Dambe T, Eitel F, Klapp F (1973) Revaskularisation der Tibia nach konservativer und operativer Behandlung. Hefte Unfallheilkd 119:18

Sevitt S (1981) Bone repair and fracture healing in man. Churchill Livingstone, Edinburgh London Melbourne New York

Slätis P, Paavolainen P, Karaharjn E, Holmström T (1980) Structural and biomechanical changes in bone after rigid plate fixation. In: Uhthoff HK (ed) Current concepts of internal fixation of fractures. Springer, Berlin Heidelberg New York

Tonino AJ, Klopper PJ (1980) The use of plastic plates in the treatment of fractures. In: Uhthoff HK (ed) Current concepts of internal fixation of fractures. Springer, Berlin Heidelberg New York

Uhthoff HK, Dubuc FL (1971) Bone structure changes in the dog under rigid internal fixation. Clin Orthop 81:165

Vattolo M (1986) Der Einfluß von Rillen in Osteosyntheseplatten auf den Umbau der Kortikalis. Inaugural – Dissertation, Bern

Weber BG, Cech O (1973) Pseudarthrosen. Huber, Bern Stuttgart Wien

Willenegger H, Perren SM, Schenk R (1971) Primäre und sekundäre Knochenbruchheilung. Chirurg 42:241

Woo SLY, Akeson WH, Simon BR, Coutts RD (1980) Principles of less rigid internal fixation by plates. In: Uhthoff HK (ed) Current concepts on internal fixation of fractures. Springer, Berlin Heidelberg New York

Zenker H, Bruns H, Hepp W, Nerlich M (1980) Long-term results of animal investigations with elastic fixation plates for osteosynthesis. In: Uhthoff HK (ed) Current concepts of internal fixation of fractures. Springer, Berlin Heidelberg New York

## 3 Gestörte Fragmentvitalität als Ursache der Refraktur

S.B. Kessler, A. Grabmann*, K. Remberger*, R. Burkhardt**, A. Betz und L. Schweiberer

### 3.1 Bisherige Vorstellungen zur Genese der Refrakturen

Wie in Kap. 1 dargelegt worden ist, gehen die Ansichten über die Ursachen der Refraktur nach operativer Frakturbehandlung auseinander. Diskutiert wird die inkorrekte Reposition, falsche Nachbehandlung, zu frühe Implantatentfernung, zu frühe Belastung (Dietschi u. Zenker 1973; Grob u. Magerl 1987; Lehmann et al. 1977; Terbrüggen et al. 1974). Lehmann et al. sowie Dietschi u. Zenker (1973) gehen davon aus, daß infolge mechanischer Entlastung durch Implantate eine "Spongiosierung" und damit eine Verminderung der Bruchfestigkeit der Kompakta hervorgerufen wird. Eine histomorphologische Untermauerung dieser Annahme erfolgte nicht (Dietschi u. Zenker 1973; Lehmann et al. 1977). Außerdem werden Schraubenkanäle als "stress raiser" für die Entstehung von Refrakturen verantwortlich gemacht (Dietschi u. Zenker 1973; Grob u. Magerl 1987).

Chrisman u. Snook (1962) gehen davon aus, daß Refrakturen auftreten, wenn bei unvollkommener Überbrückung der Knochen starken Belastungen ausgesetzt wird.

Terbrüggen et al. haben 1973 aufgrund von bioptischen Untersuchungen erstmals über bionekrotische Fragmente bei 4 Refrakturen berichtet. Sie sehen diese als eine von 4 Ursachen zur Refraktur an, neben schlechter Operationstechnik, falscher Nachbehandlung sowie erneutem Trauma (Terbrüggen et al. 1974). Lehmann et al. (1977) fanden bei 3 Biopsien von 9 behandelten Refrakturen "ausgedehnte Nekrosen". Sie vermuten, daß noch mehr Nekrosen als Ursache für eine Refraktur nachgewiesen würden, wenn mehr Biopsien entnommen würden. Bei 39 Refrakturen sah Grob an 4 Biopsien Knochennekrosen (Grob u. Magerl 1987). Die Autoren gehen nicht darauf ein, wie es zu den Nekrosen gekommen ist und inwiefern Nekrose und Refraktur zusammenhängen.

Die korrekte Klärung der Ursache von Refrakturen hat entscheidende Bedeutung für die einzuschlagenden Maßnahmen zur Verhinderung der Refraktur. Verschiedene angenommene Zusammenhänge führen zu gegensätzlichen therapeutischen Konsequenzen. Wenn beispielsweise die Porosierung aufgrund mechanischer Ursache als wesentlicher Faktor angenommen wird, hat das zur Konsequenz, die Implantate frühzeitig zu entfernen. Sieht man dagegen eine Vitalitätsstörung als den entscheidenden Faktor an, hat das – abgesehen von einer schonenden Operationstechnik – zur Folge, die Implantate lange zu belassen.

* Pathologisches Institut der Universität München
** Abteilung für klinische Knochenmarksdiagnostik
Arbeitsgruppe Hämatomorphologie des Instituts für Hämatologie
(Ges. f. Strahlen- und Umweltforschung mbH)

## 3.2 Material und Methode

Von 19 Patienten mit 22 Refrakturen liegen uns die klinischen und röntgenlogischen Daten vor, von 9 verfügen wir über bioptische Befunde aus dem Refrakturgebiet, von denen 8 eine operative Frakturversorgung erfahren hatten.

### *3.2.1 Technik und Knochenbiopsie*

Die Technik der Biopsie ist entscheidend für eine angemessene Bearbeitung und Interpretation der Präparate. Ungeeignet sind Proben, die mit Hammer und Meißel entnommen worden sind. Derartige Proben sind mehrfach in sich frakturiert, so daß das Ausmaß der Sekundärschädigungen nicht abgeschätzt werden kann.

Darüber hinaus ist eine räumliche Zuordnung zum Knochen und zur Fraktur nicht möglich. Aus demselben Grund ist die Entnahme mit der Hohlfräse ungünstig.

Bei tangentialer Entnahme subperiostal gelegener Knochenanteile können wesentliche Informationen aus den tieferen Knochenbereichen verlorengehen. Es hat sich bewährt, mit kleinem Bohrer eine (bzw. 2 Bohrungen bei intaktem Knochen) zu setzen und mit oszillierender Säge und dünnem Sägeblatt Bohrloch und Fraktur bzw. beide Bohrlöcher zu verbinden (Abb. 3.1).

Sofern nicht bereits die Struktur der Probe eine exakte Zuordnung erlaubt, kann mit dem Sägeblatt eine zusätzliche Marke gesetzt werden. Proben mit einer Grundfläche von ca. 10x3 mm sind ausreichend. Vielfach ist es vertretbar, größere Proben zu entnehmen. Bei der mikroskopischen Beurteilung wird man die randständigen Strukturen der Probeexzision (PE) nicht zur Beurteilung heranziehen, da eine Schädigung dieser Gebiete durch das Sägeblatt vorstellbar ist. Wir haben jedoch keinen Anhalt dafür gefunden, daß eine lichtmikroskopisch nachweisbare Schädigung bei der Probeentnahme eingetreten ist. Die Lage der PE ist in einer Skizze protokolliert worden.

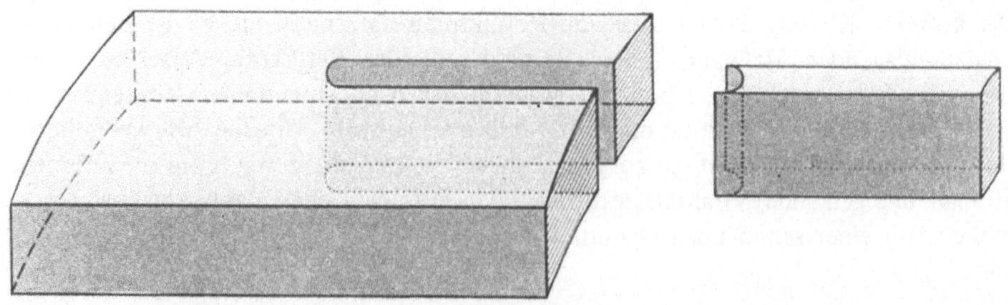

**Abb. 3.1.** Technik der Knochenbiopsie.
Mit einem kleinen Bohrer (z.B. 2 mm) wird nahe der Refrakturfläche eine Bohrung gesetzt. Mit der oszillierenden Säge werden Refrakturfläche und Bohrung verbunden

### 3.2.2 *Herstellung der Knochendünnschnitte*

Die Bearbeitung der Präparate erfolgte nach der von Burkhardt (1983) angebenen Technik. Einlegen der entnommenen Probe in Schaffer-Lösung: 90–96% Alkohol 2 Teile Formalin 1 Teil + Puffer.
Entwässerung in aufsteigender Alkoholreihe; Einlegen in Xylol.
Einbettung: Methylmethacrylat 100, Plastoid N 25, Benzylperoxid 3,5.
6maliger Wechsel des Einbettungsgemisches bei 45°C im Exsikkator bei –15 mm Hg Unterdruck. Zum Auspolimerisieren werden die Gläschen im Wasserbad bei 34°C über Nacht stehengelassen.
Herstellen der Dünnschnitte mit dem Mikrotom, Schnittdicke 3 μm. Aufziehen der Schnitte auf mit Chromalaungelatine beschichte Objektträger. Trocknen bei 50°C. Entacrylaten in Methoxyethylacetat. Giemsafärbung.

### 3.2.3 *Herstellung der Mikroradiographien*

Es werden 70 μm Knochenschnitte mit der Innenlochsäge (Fa. Ernst Leitz, Wetzlar) hergestellt. Zu dick geratene Schnitte werden mit aufgerauter Glasplatte abgeschliffen.

Die Präparate werden auf Kodak High Resolution Plates (HRP) abgebildet. Strahlenquelle: Faxitrongerät 804 (Fa. Field Emission Co., Bad Homburg). Focus-Film-Abstand: 3 cm. Belichtungszeit: ca. 12 min (variiert in Abhängigkeit von der Präparatdicke). Röhrenspannung: 20 kV.

## 3.3 Ergebnisse

### 3.3.1 *Art und Ausmaß der Vitalitätsstörung in den Refrakturfragmenten*

Die Knochenbiopsien aus dem Refrakturgebiet zeigen Nekroseareale von unterschiedlicher Ausprägung. In der Mehrzahl der Fälle finden sich flächenhafte Nekrosezonen, so daß diese über einen oder mehrere Ränder der Knochenprobe hinausreichen. Da die Ausdehnung der Biopsie notwendigerweise beschränkt sein muß, kann über das gesamte Ausmaß der Nekrose keine exakte Angabe gemacht werden (Abb. 3.2).

In anderen Fällen ist der Knochen teilweise durch umgebaute Osteone wieder revitalisiert worden (Abb. 3.3).

Üblicherweise finden sich zelluläre Aktivitäten, den geschädigten Knochen durch vitalen zu ersetzen. Dabei räumen Osteoklasten das Knochengewebe ab. Dies geschieht entweder durch flächenhafte Resorption an der Außenfläche (Abb. 3.4) oder an einer geschaffenen inneren Oberfläche (Abb. 3.5).

Zum anderen Teil erfolgt dies nach dem Prinzip des inneren Umbaus über Osteoklastenbohrköpfe ("cutter cones"), welche die Kanäle für die neue Gefäßschlinge und die anzulagernden vitalen Lamellen bahnen (Abb. 3.6). Dem Abbau folgt der osteoblastische Anbau.

Die Knochenanlagerung kann einerseits als flächenhafte Apposition an äußere oder innere Oberflächen erfolgen (Abb. 3.7).

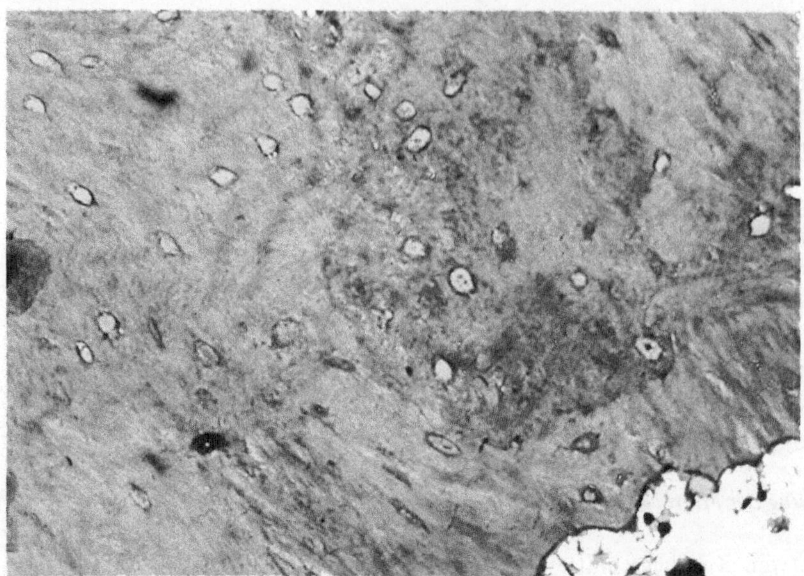

**Abb.** 3.2. Flächenhafte Knochennekrose (Fall 9).
Distaler Drittelpunkt der Tibia. Es handelt sich um das ehemalige Plattenlager des Zwischenfragments. In den Osteosytenhöhlen keine kernhaltigen Zellen, entsprechend einer länger bestehenden Knochennekrose. Am rechten unteren Bildrand Howship-Lakunen als Zeichen der Osteoklastenaktivität

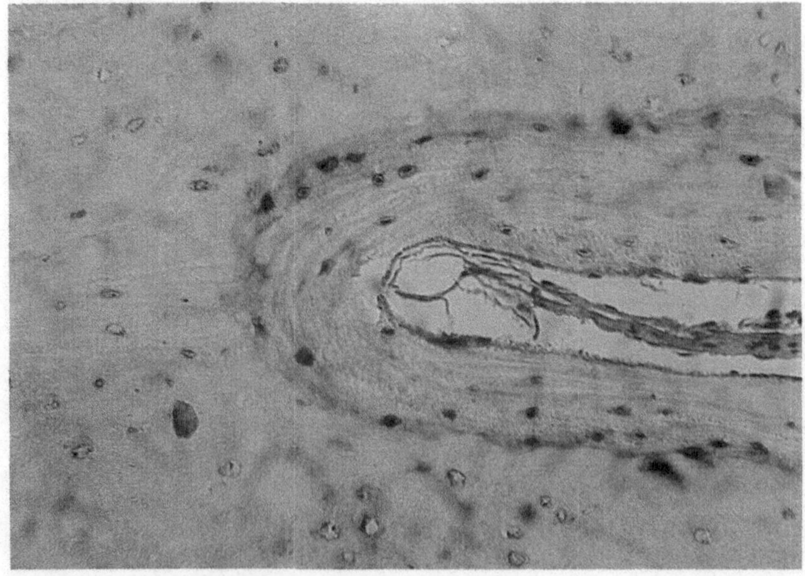

**Abb.** 3.3 Teilweise revitalisierte Nekrose (Fall 8).
Überbrückte Refraktur. Probeexzision im Rahmen der Implantatentfernung 26 Monate nach Verriegelungsnagelung der Refraktur. Proximaler Drittelpunkt linkes Femur. Das Osteon in der *Bildmitte* weist kernhaltige Osteozyten sowie vitales Bindegewebe im Knochenkanal auf. Das Osteon ist vital, während der umliegende Knochen bei leeren Osteozytenhöhlen avital ist

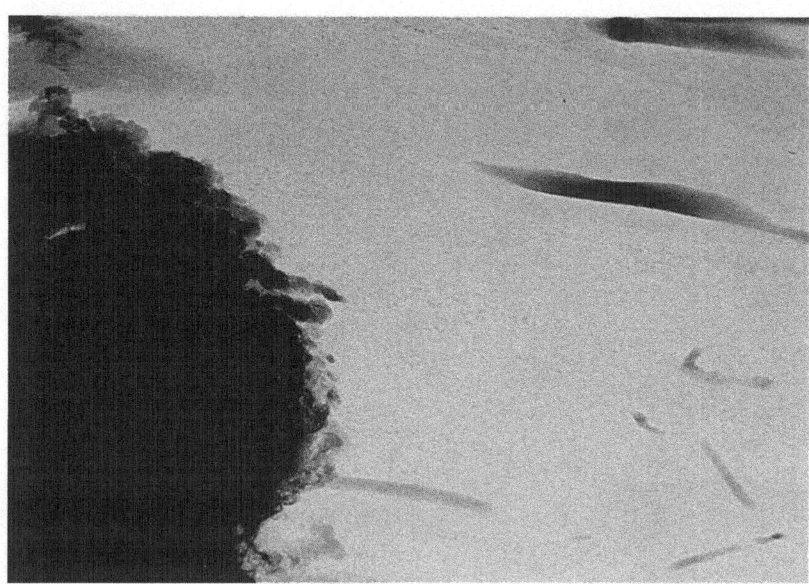

**Abb. 3.4.** Flächenhafte Knochenresorption (Fall 11).
Mittleres Femurdrittel. Mikroradiographie. *Links:* Die nicht verheilte Frakturzone, *unten:* das ehemalige Plattenlager, *oben:* Markhöhle. Der Frakturspalt ist entsprechend dem Röntgenbild an der Außenseite nicht überbrückt. Er wird durch flächenhafte Osteoklastentätigkeit erweitert. Fehlende Anbautätigkeit an den Außenflächen und fehlender Umbau innerhalb des Knochens deuten auf eine Knochennekrose hin. Die parallel angefertigten histologischen Schnitte belegen die Knochennekrose

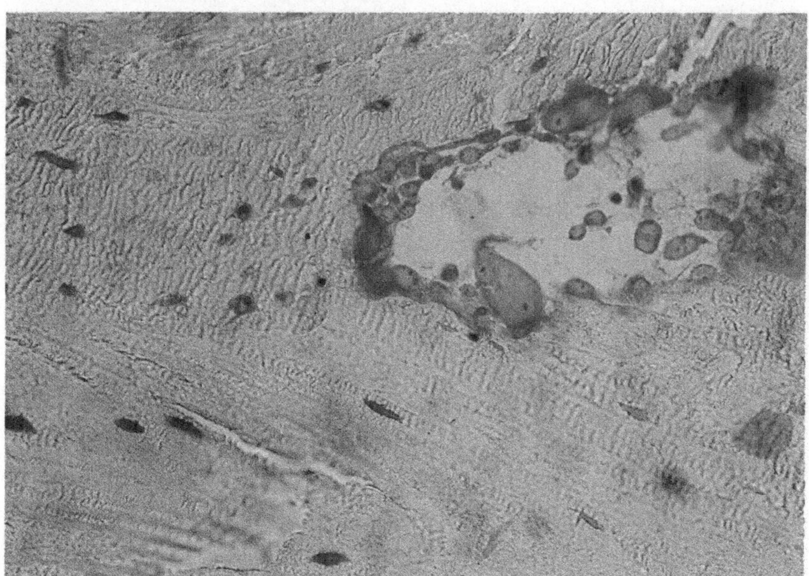

**Abb. 3.5.** Flächenhafte Resorption an einer inneren Oberfläche (Fall 9).
Tibia distaler Drittelpunkt. In der *oberen Bildhäfte* findet sich vitaler Knochen mit kernhaltigen Osteozyten; der Knochen in der *unteren Hälfte* ist geschädigt. Im Grenzbereich liegt eine Resorptionshöhle (*Bildmitte rechts*) mit zahlreichen aktiven Osteoklasten

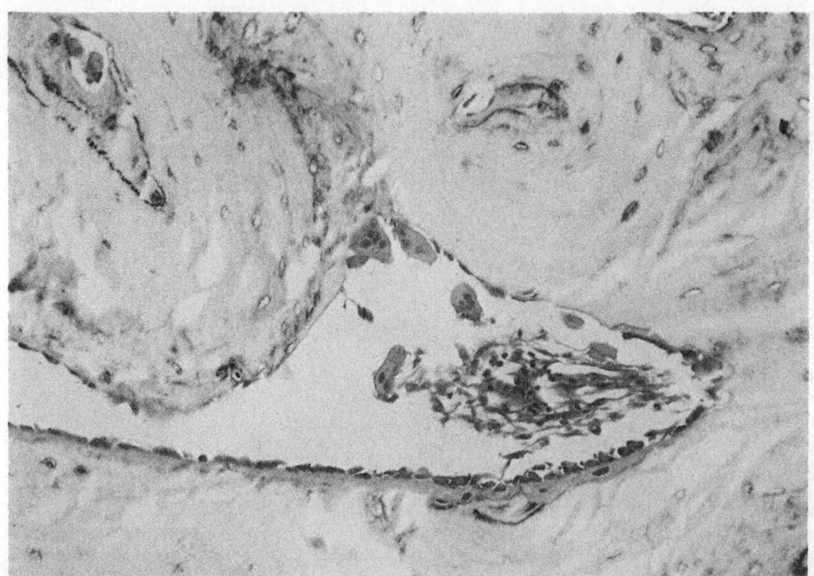

**Abb. 3.6.** Umbaueinheit (Fall 3).
Knochenkanal, welcher im oberen Bereich durch Osteoklastentätigkeit erweitert wird. Er enthält Bindegewebe mit Lymphozyten. Im unteren Bereich ist durch einen Osteoblastensaum eine frische Osteoidlamelle abgelagert worden. Der umliegende Knochen ist überwiegend avital

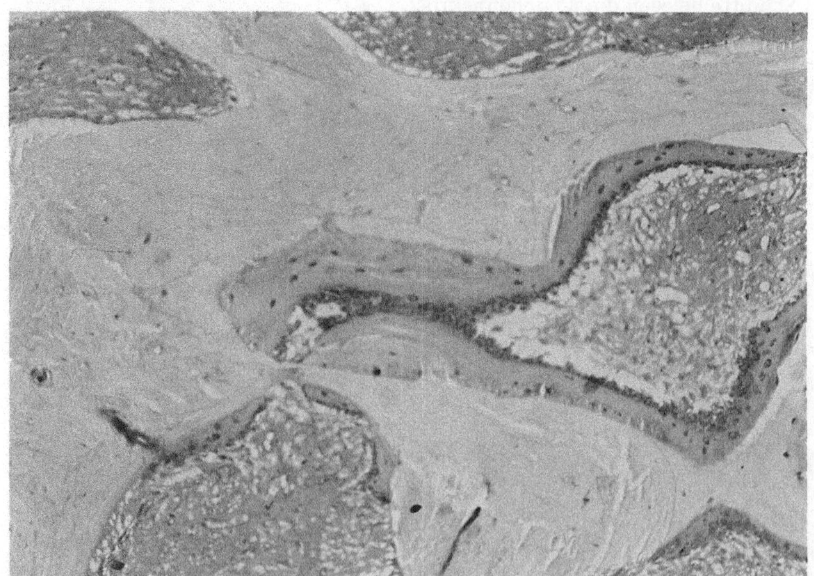

**Abb. 3.7.** Flächenhafte Knochenanlagerung, Entzündung (Fall 5).
Distaler Drittelpunkt, linkes Femur (Defektfraktur, Osteitis, Verriegelungsnagelung und Spongiosaplastik, Implantatentfernung (wegen Osteitis). Die transplantierte Spongiosa, die nur noch in Form von avitalen Bälkchen vorliegt, wurde durch flächenhafte Anlagerung von Geflechtknochen weitgehend überdeckt. In den Knochenhöhlen findet sich faseriges Bindegewebe mit Entzündungszellen

Mehrheitlich wird der neugebildete Knochen jedoch im Rahmen einer Umbaueinheit angelagert (Abb. 3.6).

Es entstehen somit Havers-Osteone mit den Grundlamellen.

Dem Abbau muß nicht zwangsläufig der Knochenanbau folgen. Die Osteoblastentätigkeit kann bei unzureichender biologischer Aktivität des Knochens oder bei Entzündung unterdrückt werden (Abb. 3.8).

Im entzündeten, aber durchbluteten Knochen sieht man neben einem gesteigerten Abbau eine verstärkte Osteoblastenaktivität (Abb. 3.9).

Im Infekt fallen transplantierte Spongiosabälkchen der Nekrose anheim. Diese nekrotischen Knochenstrukturen dienen als Bakterienreservoir und unterhalten die Entzündung. Trotzdem kann neuer Knochen angelagert und umstrukturiert werden. Die Frage ist, wann er Tragfähigkeit erlangt (Abb. 3.7).

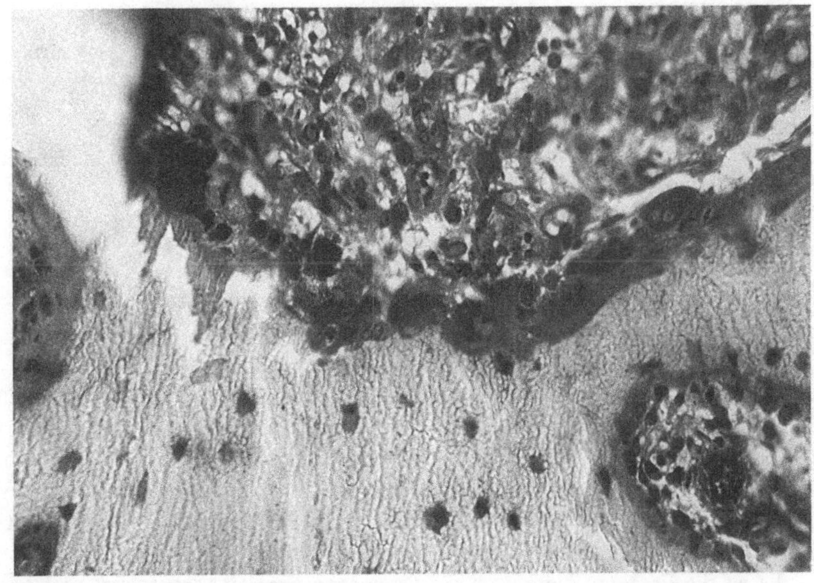

**Abb. 3.8.** Flächenhafte Resorption (Fall 7).
Von der Oberfläche her wird der Knochen durch osteoklastische Aktivität flächenhaft resorbiert. Die Knochenräume sind durch entzündliches Bindegewebe aufgefüllt

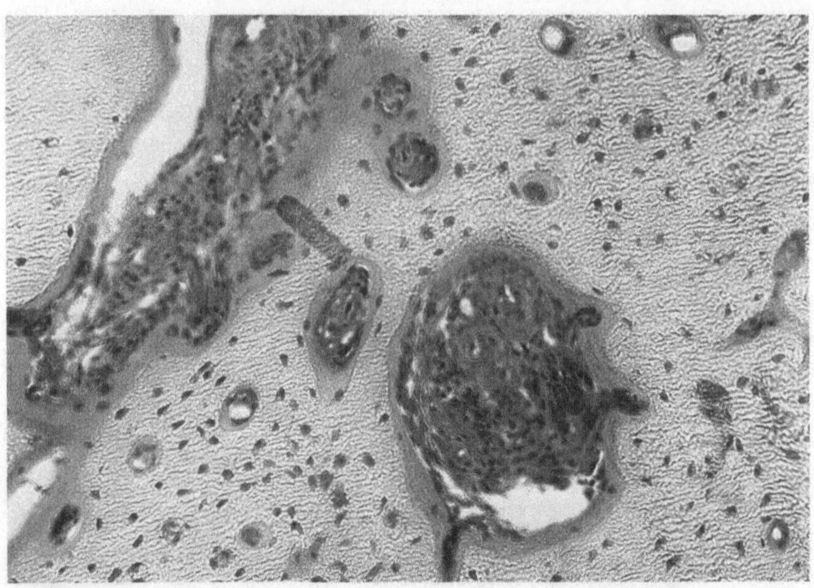

**Abb. 3.9.** Entzündung in vitalem Knochen (Fall 18).
In vitalem Knochen finden sich aufgeweitete Kanäle mit entzündlichen Infiltraten und Osteoidlamellen

## 3.4 Diskussion

### *3.4.1 Die Problematik der Entnahme der Knochenbiopsie*

Im Rahmen der gemeinsamen Auswertung der Biopsien durch Pathologen und Chirurgen hat sich herausgestellt, daß die Knochenproben am günstigsten aus dem Grenzbereich zwischen makroskopisch unauffälligem und geschädigtem Knochen entnommen werden. Wenn die Knochenprobe mit Bohrer und oszillierender Säge entnommen wird, ist nicht mit wesentlicher Sekundärschädigung zu rechnen. Das Gewebestück kann eindeutig in seiner räumlichen Lage zur Refraktur zugeordnet werden.

Es ist die Frage zu klären, ob die Probeentnahme zu verantworten ist oder ob sie eine wesentliche Beeinträchtigung der Knochenbruchheilung nach sich zieht. Der geringste Schaden ist bei Plattenosteosynthesen zu erwarten, da in diesem Fall der Knochen ohnehin begrenzt freigelegt ist. Plattenosteosynthesen sind aber zur Versorgung von Refrakturen nur selten angezeigt (s. Kap. 1, Tabelle 1.2).

Bei Marknagelosteosynthesen wird die Frakturzone ausschließlich zur Biopsie eröffnet. Wir haben die postoperativen Verläufe sorgfältig verfolgt und keine Heilungsstörung nach Probenentnahme im Rahmen einer Osteosynthese gesehen.

Eine Gewebeentnahme im Rahmen der Materialentfernung hat allerdings zu einer weiteren Refraktur geführt. Bei Implantatentfernungen müssen Knochenbiopsien einer strengen Indikation und gewissenhaften Nachkontrolle unterliegen.

### *3.4.2 Problematik der Diagnose der Knochengewebenekrose*

Die Feststellung der Gewebenekrose ist am Knochen schwieriger bzw. erst zu einem späteren Zeitpunkt möglich als an Weichgeweben. Während an letzteren der Zelltod nach 6–24 h mit lichtmikroskopischen Methoden diagnostiziert werden kann, ist dies am Knochen erst nach Wochen bis Monaten möglich. Der einfachste Nachweis gelingt bei Vorliegen der leeren Osteozytenhöhlen. Eine Nekrose darf aber nur dann angenommen werden, wenn sich die osteozytenfreien Zonen über einen größeren Bereich erstrecken. Ältere Individuen weisen regelmäßig fleckförmige Areale osteozytenfreier Kompakta auf. Einzelne Osteozytenhöhlen können, bedingt durch die Schnitthöhe oder die Präparation, zellfrei erscheinen. Insgesamt ist zu berücksichtigen, daß die "zellfreie Knochennekrose" ein spätes Zeichen ist, mit dem erst nach Monaten zu rechnen ist (Sevitt 1981).

Kollaps und Pyknose des Zellkerns gelten als frühe Zeichen der Nekrose. Im Rahmen der Schneidevorgänge oder der Entkalkung ist aber mit erheblichen Artefakten zu rechnen, so daß sie im Rahmen der Routinehistologie nicht verwertbar sind. Lediglich das vollständige Verschwinden des Zellkerns wird als zuverlässiges Zeichen anerkannt. Bis zur kompletten Karyolyse dauert es 2–4 Wochen (Sevitt 1981).

Wir haben immer dann eine Knochengewebsnekrose angenommen, wenn in einer zusammenhängenden Gewebestruktur keine kernhaltige Knochenzelle nachzuweisen war und die Gefäßkanäle kein vitales Gewebe aufwiesen. Damit wurden nur Nekrosen nachgewiesen, die bereits über mehrere Monate bestanden haben. Theoretisch könnte die tatsächliche Ausdehnung des Knochengewebeuntergangs größer sein. Bei unseren Präparaten ist das jedoch nicht wahrscheinlich, da schädigende Einflüsse, wie Unfall und Operation, meist mehr als ein Jahr zurückliegen.

### *3.4.3 Entstehung und Verlauf der Knochennekrosen*

Alle Biopsien aus dem Refrakturgebiet zeigen Knochennekrosen. Diese Vitalitätsstörungen sind auf den Weichteilschaden im Rahmen des Unfalls oder auf die operative Freilegung zurückzuführen. Wie in Kap. 4 dargelegt, läßt sich regelmäßig anhand der Vorgeschichte oder der Röntgenbilder nachvollziehen, daß durch Unfall oder operative Freilegung oder Kombination beider ausgedehnte Frakturanteile aus dem Weichteilverband gelöst worden sind.

Wie die Biopsien zeigen, resultierten transkortikale knöcherne Nekrosen, die bis dahin nicht revaskularisiert worden sind. Nekrotische Frakturanteile können sich nicht an der Überbrückung beteiligen. Sie verhindern also den vollständigen knöchernen Durchbau, solange sie nicht revitalisiert sind. Das knöcherne Schraubenlager, das bei vitalem Gewebe in den ersten Wochen Umbauvorgängen unterworfen ist, läßt im Falle der vollständigen Nekrose keine Knochenresorption und Anlagerung erkennen (Abb. 3.10).

Am Rande der Nekrosezonen finden sich Umbauvorgänge mit Knochenabbau und nachfolgendem -anbau. Diese haben gelegentlich beträchtlichen Abstand zur Frakturebene. An einigen Frakturflächen liegt lediglich flächenhafter osteoklastischer Abbau vor, ohne daß Anlagerung durch Osteoblasten folgt. Bei Patienten mit Osteitis in der Vorgeschichte ist noch immer Entzündungsgewebe vorhanden, auch wenn klinisch und labor-

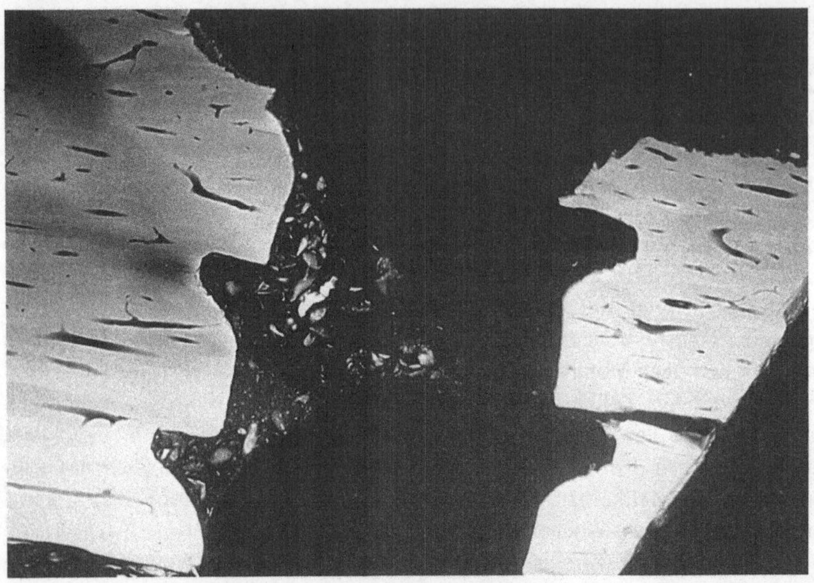

**Abb. 3.10.** Schraubenkanal aus der Nähe der Refraktur (Fall 11).
Mikroradiographie: In dem Schraubenlager finden sich keine Umbau- oder Resorptionsvorgänge. Neue Knochenlamellen wären an der verminderten Strahlentransparenz erkennbar. Der Knochen um die Gewindegänge ist nicht, wie bei vitalem Knochen üblich, durch konzentrische Lamellen ersetzt worden. Das Bohrmehl ist 22 Monate nach der Osteosynthese noch nicht abgebaut. Von der Mikroradiographie besteht der Verdacht auf knöcherne Nekrose, der im histologischen Schnitt bestätigt wird. Schraubenkanäle in nekrotischem Knochen stellen eine Schwachstelle dar, da Mikroeinrisse, die aufgrund der Kerbwirkung entstehen, nicht repariert werden

mäßig keine Entzündungszeichen mehr vorliegen. Entzündungsvorgänge sind möglicherweise für die Unterdrückung von Proliferationsvorgängen verantwortlich.

In der Probe von Fall 8 (s. Kap. 4) mit durchgebauter Refraktur liegt zum Zeitpunkt der Implantatentfernung ein teilweise revitalisierter Knochen vor (Abb. 3.3). Der abgestorbene Knochen, der von vitalen Osteonen kabelartig durchzogen ist, hat noch immer eine beträchtliche Ausdehnung. Die Röntgenaufnahmen vor und nach der Implantatentfernung ergeben dagegen keinen Anhalt für eine ossäre Vitalitätsstörung.

Bei allen Biopsien haben wir Umbauvorgänge gesehen, so daß man sich fragen kann, ob der gesamte Knochen revitalisiert worden wäre, wenn die Implantatentfernung zu einem späteren Zeitpunkt vorgenommen worden wäre oder hätte vorgenommen werden können.

### *3.4.4 Ursache der Refraktur*

Es wurden 9 Biopsiepräparate im Zusammenhang mit den dazugehörigen Röntgenaufnahmen ausgewertet. Daneben liegt der radiologisch dokumentierte Verlauf von 10 weiteren Patienten vor. Bei 3 doppelten Refrakturen überblicken wir 21 Refrakturen nach Osteosynthesen. Von 18 Patienten standen uns die vorangegangenen Röntgenauf-

nahmen zur Verfügung. Sie zeigten in 9 Fällen einen unvollständigen Frakturdurchbau vor der Refraktur. In 6 Fällen erlaubten die Aufnahmen keine Beurteilung, ob die Fraktur vollständig durchgebaut war oder nicht. Bei 2 Patienten erscheint die Überbrückung auch bei der retrospektiven Beurteilung tragfähig. Allerdings deutet eine verzögerte Überbrückung auf eine Vitalitätsstörung an den Fragmentenden hin. An den Refrakturen war ausschließ-
auf eine Vitalitätsstörung an den Fragmentenden hin.

In den histologischen Schnitten finden sich Vitalitätsschäden am Knochen. Die Nekrosen haben z.T. eine beträchtliche Ausdehnung. In 4 Fällen kamen Entzündungsvorgänge hinzu. Die geschädigten Zonen waren durch den Unfall oder während Operationen freigelegt worden. Abgesehen von dem Befund nach Spongiotransplantation handelte es sich dabei jeweils um die Frakturregion, die unter der Platte gelegen hatte.

Knochennekrose und Entzündung haben verhindert, daß die Frakturen gleichmäßig und tragfähig überbrückt wurden. Es ist zu einer asymmetrischen und unvollständigen Heilung gekommen, die als Sonderform der verzögerten bzw. der ausbleibenden Heilung aufzufassen ist. Es resultiert eine Kerbe im Knochenrohr (Abb. 3.11).

Der übrige Teil der Frakturfläche wird zwar durch Osteone verzapft, allerdings ungleichmäßig und zur Kerbe hin abnehmend.

Die Festigkeit eines Stabes nimmt an der Kerbe mit der 3. Potenz der Kerbtiefe ab. Insofern sind Kerben bereits vom mechanischen Standpunkt "Sollbruchstellen".

Die biologische Situation ist jedoch wesentlich: Es ist davon auszugehen, daß an der Kerbenspitze unter üblicher Wechsellast Mikroeinrisse entstehen. Wegen der Nekrose des Knochens werden Mikroeinrisse nicht repariert, so daß die Tiefe der Kerbe zunimmt, bis der verbliebene Knochen akut unter einem Bagatelltrauma oder unter normaler Belastung versagt.

Der Verlauf der Refraktur ist nicht an den der Primärfraktur gebunden. Er geht von der Kerbe, die einem Teil der Erstfraktur entspricht, oder von einem Schraubenloch

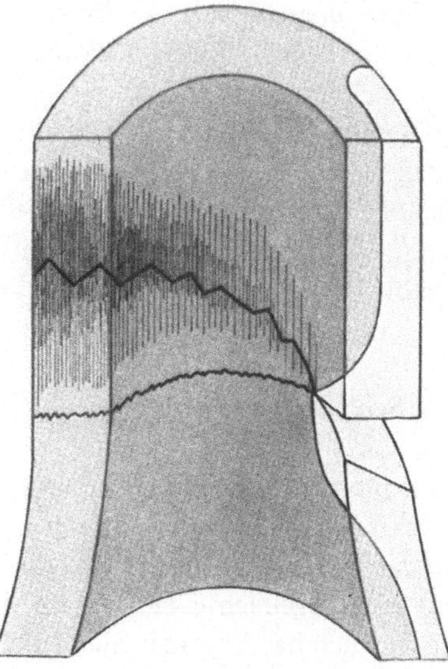

**Abb. 3.11.** Unvollständige Überbrückung als Ursache der Refraktur. Im Plattenlager (*rechts*) ist die Fraktur nicht überbrückt worden, da nach Weichteilablösung eine transkortikale Nekrose verblieben ist. Die übrigen Frakturteile sind überbrückt, allerdings in Plattennähe weniger als plattenfern. Nach Implantatentfernung resultiert eine Kerbe im Knochenrohr, die die Sollbruchstelle markiert. Die Refraktur nimmt von der Kerbe den Ausgang und setzt sich meist senkrecht zur Längsachse fort

aus und verläuft dann annähernd quer durch den Knochen. Bei Refrakturen sieht man keine langen Schräg-, Drehkeil- oder Biegungskeilfrakturen. Niemals weisen sie die charakteristische Zähnelung von Erstbrüchen auf, die die fugenlose Einrichtung nur in einer Weise zulassen. Vielmehr handelt es sich um eine Mikrozähnelung, die für die Reposition nur spärliche Hinweise liefert (Abb. 3.11).

Aus der Frakturform läßt sich so herauslesen, ob es sich um eine Rezidiv- oder um eine neue Fraktur mit adäquatem Trauma handelt (Kap. 4, Fall 20).

Lediglich bei Patient Nr. 5 ist die Refraktur nicht nach diesem Mechanismus entstanden. Hier ist nach einem Kontinuitätsdefekt um die transplantierte Spongiosa wegen des Infekts nur mangelhaft neuer Knochen entstanden. Die Geflechtknochenbälkchen auf der abgestorbenen Spongiosa haben von ihrer Menge und Struktur noch keine Tragfähigkeit ergeben (Abb. 3.7).

In keinem der Präparate fand sich ein Anhalt für eine Refrakturentstehung auf dem Boden einer Porosierung oder einer flächenhaften Aufweitung der Knochenkanäle (Dietschi u. Zenker 1973; Köbler u. Schipke 1972). Diese wäre eindeutig auf den Schnitten zu erkennen.

Die Untersuchung läßt keine sichere Aussage darüber zu, ob Refrakturen auf dem Boden geänderter mechanischer Eigenschaften des Knochens, etwa im Sinne einer Versprödung, entstehen können. Obwohl in keinem unserer Fälle Vorgeschichte und Morphologie für diese Annahme sprechen, kann nicht ausgeschlossen werden, daß sie in anderen Fällen von Bedeutung ist. Allerdings sollten derartige Faktoren solange nicht als relevante Ursachen angenommen werden, bis ihre Bedeutung durch materialtechnische bzw. bioptische Untersuchung nachgewiesen worden ist. Die Vorstellung der Versprödung beruht auf der Annahme, daß im Knochen, angrenzend an das Plattenende, eine Belastungskonzentration eintritt und diese zu einer Veränderung der mechanischen Eigenschaften des Knochens führt. Voraussetzung für eine Refraktur dieser Art wäre eine vollständige Heilung der Primärfraktur. Diese war aber bei keinem unserer Fälle gegeben. Wir sahen auch keine pathologische Fraktur am Plattenende, wohl aber Frakturen nach adäquatem Trauma (Fall 20).

Eine ungenügende Frakturreposition oder inadäquate Plattenanlage war früher als Refrakturursache gesehen worden (Dietschi u. Zenker 1973; Grob u. Magerl 1987). Bezüglich Reposition und interfragmentärer Ruhigstellung ist der osteosynthetische Standard offensichtlich allgemein verbessert worden. Jedenfalls fanden wir keine Anhaltspunkte mehr für mechanisch ungenügende Versorgung. Es stellte sich umgekehrt wiederholt heraus, daß die Fragmentvitalität – in dem Streben nach sicherer interfragmentärer Ruhigstellung – in unzulässiger Weise beeinträchtigt worden ist, indem man zu großzügig denudierte, um die Bruchfragmente lückenlos aneinanderzupassen.

## 3.5 Schlußfolgerungen

Alle Biopsien aus dem Refrakturgebiet von 9 Patienten zeigen Knochennekrosen. Diese Vitalitätsstörungen sind entwder auf den unfallbedingten Weichteilschaden oder auf die operative Fragmentfreilegung zur Plattenosteosynthese zurückzuführen. Sie haben nicht nur eine regelrechte Heilung in dem üblichen Zeitraum verhindert, sondern in einigen Fällen auch das Angehen eines Infekts begünstigt.

Die histologischen Befunde sowie die vorangegangenen Röntgenbefunde zeigen, daß die Mehrzahl der Refrakturen an der verbliebenen Kerbe der unvollständig verheilten Fraktur ihren Ausgang nahm. Eine Refraktur ging von einem Schraubenloch und eine von der PE-Entnahmestelle aus. Eine Refraktur ereignete sich im Geflechtknochen nach Spongioplastik. Es finden sich keine Anhaltspunkte dafür, daß eine Refraktur auf der Grundlage einer Porosierung entstanden ist.

Zur Vermeidung von Refrakturen ist es entscheidend, die Behandlungs- bzw. Operationsverfahren so zu gestalten, daß Vitalitätsstörungen des Knochens in engen Grenzen gehalten werden. Sollte es dennoch zu einer Knochennekrose kommen, ist es notwendig, diese zu erkennen und angemessen zu behandeln. Regelmäßig finden sich Revitalisierungsvorgänge, teilweise allerdings nur spärlich verteilt. Deshalb kann man damit rechnen, durch Verschiebung der Implantatentfernung um 1–2 Jahre der Refraktur wirksam vorzubeugen.

## 3.6 Zusammenfassung

Die histologischen Befunde von 9 Biopsien aus dem Refrakturgebiet sowie die röntgenologischen Verlaufskontrollen von insgesamt 21 Refrakturen zeigen, daß knöcherne Nekrosen die wesentliche Ursache zur Auslösung dieser Komplikation darstellten. Die knöchernen Nekrosen entstehen teils aufgrund der Unfallverletzung, teils durch die operative Fragmentfreilegung. Sie stellen einerseits ein erhöhtes Infektrisiko dar und bewirken andererseits, daß die Fraktur in einem Teilbereich nicht überbrückt wird. Der nicht überbrückte Frakturanteil bedingt entsprechend einer Kerbe eine erhebliche Schwächung des Knochens. Unter Wechsellast nimmt die Kerbtiefe zu, bis der Knochen versagt.

## Literatur


Burkhardt R (1983) Histologie am Kunststoffschnitt. Verh Dtsch Ges Pathol 67:8

Chrisman OD, Snook GA (1962) The problem of refracture of the tibia. Clin Orthop 60:217

Dietschi C, Zenker H (1973) Refrakturen und neue Frakturen der Tibia nach AO-Platten- und Schraubenosteosynthesen. Arch Orthop Trauma Surg 76:54

Grob D, Magerl F (1987) Refrakturen. Unfallchirurgie 90:51

Köbler H, Schipke A (1972) Die Refraktur von Schaftbrüchen. Monatsschr Unfallheilkd 75:302

Lehmann L, Kaufner HK, Friedrich B (1977) Zur Problematik der Sekundärfrakturen nach Entfernung des Osteosynthesematerials. Unfallheilkunde 80:449

Sevitt S (1981) Bone repair and fracture healing in man. Churchill Livingstone, Edinburgh London Melbourne New York

Terbrüggen D, Müller I, Ruetsch H (1974) Refrakturen nach Tibiaschaftosteosynthesen. Unfallheilkunde 119:122

## 4 Fallbeispiele und Überlegungen zur Prophylaxe

S.B. Kessler, A. Grabmann, R. Kenn, P. Krueger und K.J. Pfeifer

Die Empfehlungen in der Literatur zur Verhinderung von Refrakturen wurden in Kap. 1 wiedergegeben. Diese sind bei unseren Refrakturpatienten im Rahmen der Erstbehandlung in der einen oder anderen Form angewendet worden, haben die Komplikation aber nicht verhindert. Hier werden einige Verläufe stichwortartig zusammen mit typischen Röntgenbefunden wiedergegeben.

Es handelt sich dabei um Fälle aus einer Serie von insgesamt 20, an denen sich Einzelprobleme eindrücklich darstellen lassen. An verschiedene Falldarstellungen haben wir Überlegungen zur Vermeidung der Refraktur angeschlossen. Diese Erwägungen beruhen auf der Feststellung, daß alle von uns beobachteten Refrakturen auf eine unvollständige Frakturheilung zurückzuführen waren, wobei diese wiederum eine Folge der Vitalitätsschädigung der Fragmente war.

### 4.1 Fallbeispiele

#### *4.1.1 Fall 2: Patientin, Jahrgang 1943*

Dezember 1963: Sturz beim Skilaufen, Oberschenkelfraktur links mit Biegungskeil (Röntgenaufnahmen vom Unfall sind nicht mehr verfügbar), Osteosynthese durch Doppelplatte (Abb. 4.1).

Mai 1966: Implantatentfernung (Abb. 4.2).

September 1966: Unklare Schmerzen im Frakturbereich, Röntgen unauffällig, keine erkennbare Veränderungen zur Voraufnahme.

September 1966: Refraktur ohne Trauma (Abb. 4.3).

September 1966: Therapie: Marknagelung mit Spongiosaplastik, Biopsie (Abb. 4.4).

November 1966: Volle Belastung.

September 1967: Implantatentfernung (Abb. 4.5); problemloser weiterer Verlauf.

*Anmerkung*

Doppelplatten bedingen eine ausgedehnte – an Zwischenfragmenten in der Regel eine komplette – Weichteilablösung. Sie sollten deshalb nicht mehr verwandt werden. Die Primärfraktur stellt heutzutage eine gute Indikation zur Verriegelungsnagelung dar.

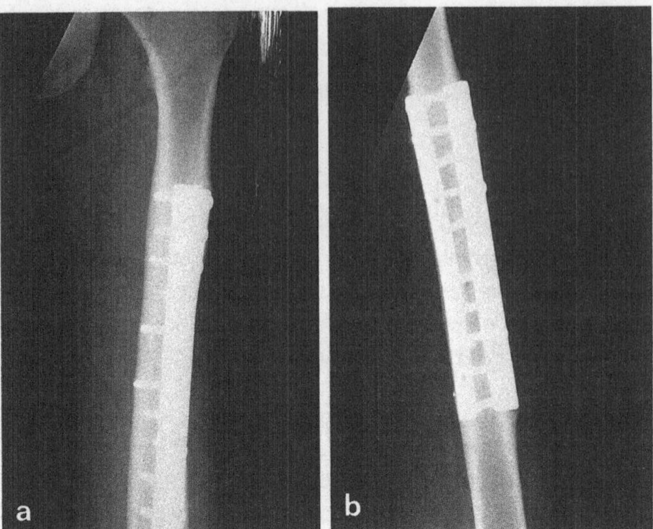

**Abb. 4.1a, b.** Dezember 1963: Durch Doppelplatte versorgte Femurschaftfraktur mit Biegungskeil im mittleren Drittel. Die Anlage der 2 Platten bedingt eine ausgedehnte Weichteilablösung. Dadurch wird der beschriebene Keil aus dem Weichteilverbund herausgelöst. Die Implantate und die schlechte Aufnahmetechnik verhindern eine detaillierte röntgenologische Darstellung des Knochens

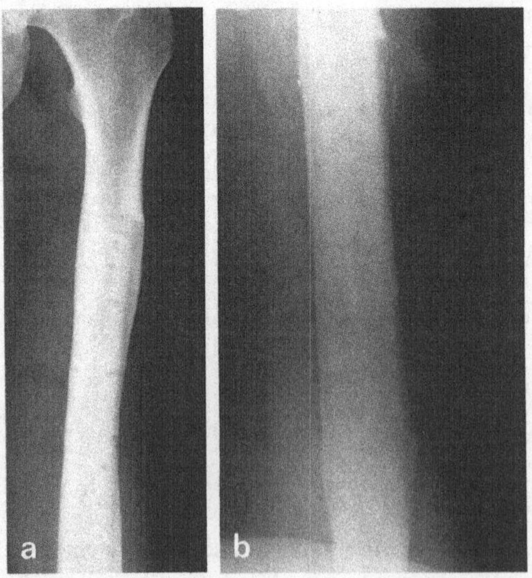

**Abb. 4.2a, b.** Mai 1966: Nach Entfernung der Platten Aufnahme im interessierenden Areal unterexponiert. Die Beurteilung der Knochenstruktur und des Grades des Durchbaus ist nicht möglich

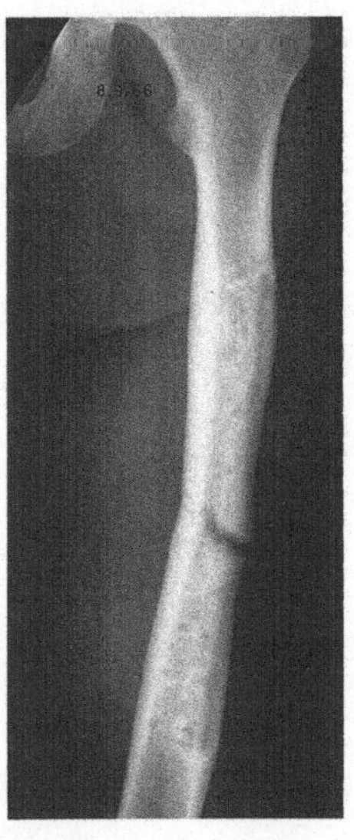

4.3

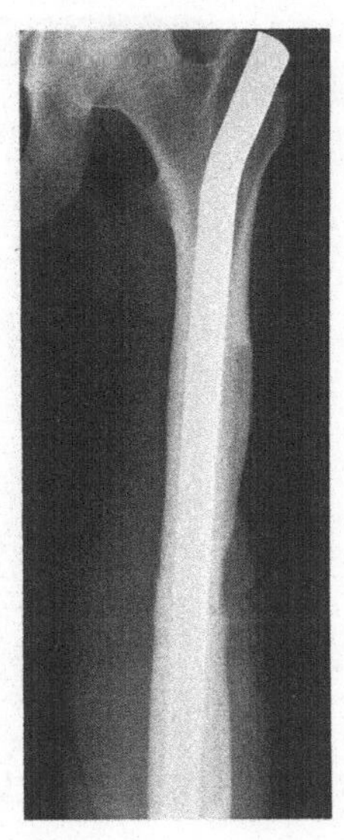

4.4

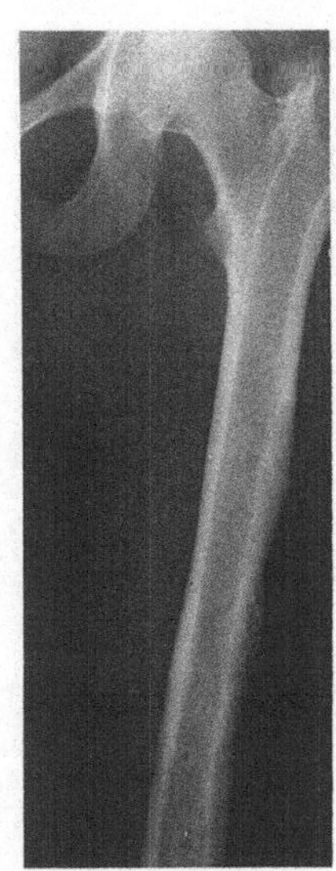

4.5

**Abb. 4.3.** September 1966: Die Refraktur geht von einem Schraubenkanal aus. Sie verläuft überwiegend quer, ohne einen Biegungskeil, und unterscheidet sich damit vom Verlauf der Erstfraktur

**Abb. 4.4.** September 1966: Versorgung der Refraktur durch Marknagelosteosynthese und Spongiosaplastik

**Abb. 4.5.** September 1967: Befund nach Entfernung des Marknagels, korrekte Belichtung, so daß die Knochenstruktur beurteilt werden kann. Regelrechter Durchbau der Fraktur

### *4.1.2 Fall 3: Patient, Jahrgang 1953*

September 1973: Polytrauma u.a. mit offener (wahrscheinlich zweitgradiger) Oberschenkelfraktur rechts (Abb. 4.6); Extensionsbehandlung bis Dezember 1973; (Abb. 4.7).

Dezember 1973: Plattenosteosynthese von Femur und Tibia.

Januar 1974: Fistelnde Osteitis (Abb. 4.8).

August 1974: Knöchernes Débridement, Entfernung eines Teils der Schrauben (4.9).

September 1974: Implantatentfernung bei infizierter Pseudarthrose mit Fistelung, Anlage eines Becken-Bein-Gipses.

März 1975: Marknagelung mit Anlage von Gentamycim-PMMA-Ketten, spontane Versteifung des Kniegelenks in Streckstellung nach Gelenkempyem (Abb. 4.10).

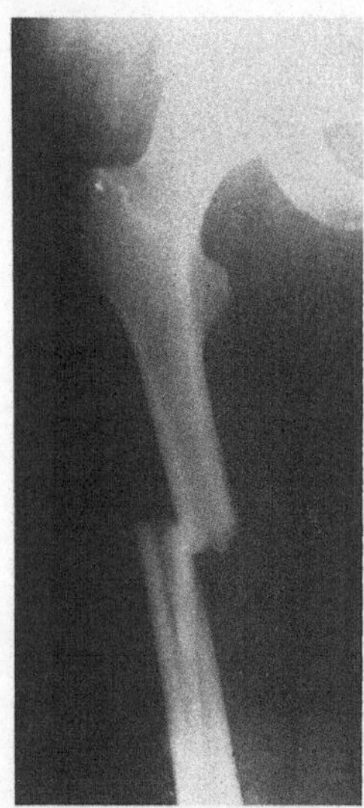


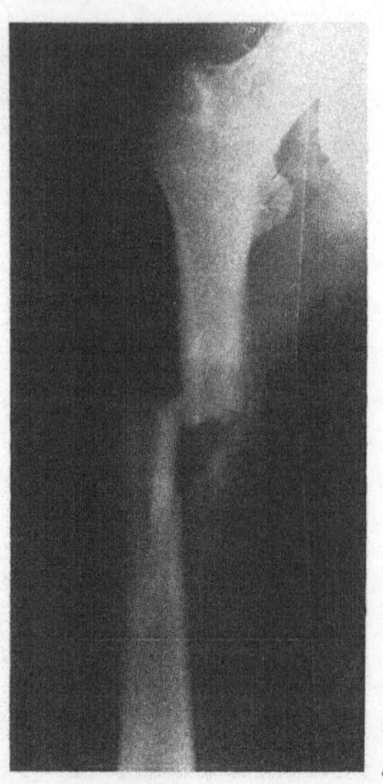


**Abb. 4.6.** September 1973: Offene Femurquerfraktur am proximalen Drittelpunkt

**Abb. 4.7.** November 1973: Nach Extensionsbehandlung von 2 Monaten mediale Kallusbrücke bei Verschiebung um Schaftbreite. An der Lateralseite ist keine Knochenneubildung nachweisbar

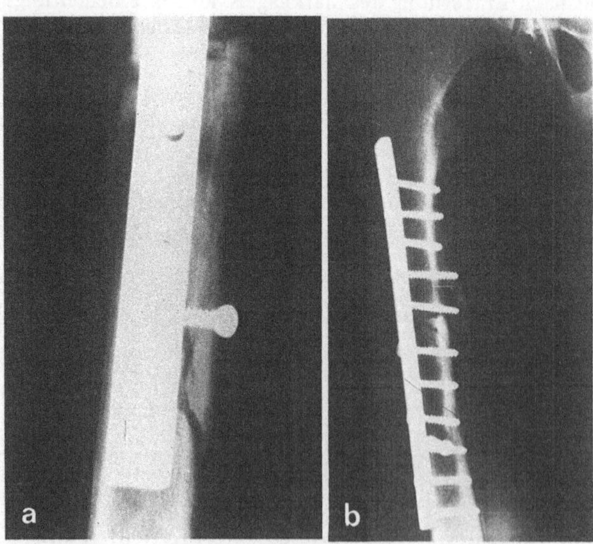


**Abb. 4.8a, b.** Januar 1974: Ein Monat nach Osteosynthese durch Zugschraube und Platte. Auf der Seitaufnahme zeigt sich keine Tendenz zum knöchernen Anschluß des Zwischenfragments. Dagegen findet sich eine Resorption an den Frakturflächen als Zeichen der Osteitis

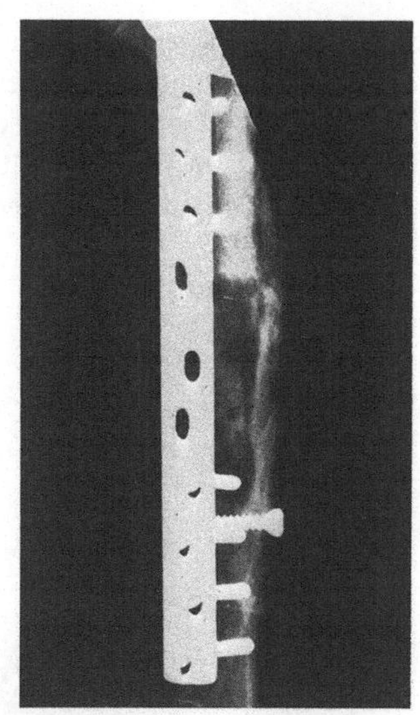

4.9

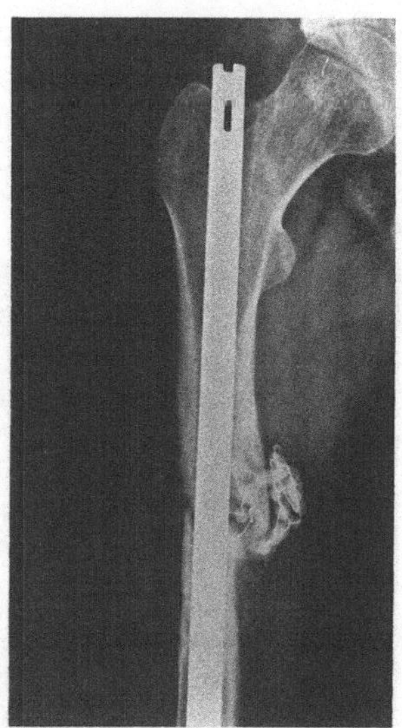

4.10

**Abb. 4.9.** August 1974: Das Zwischenfragment wurde zum infizierten Sequester und ist zusammen mit einigen Schrauben entfernt worden. Es resultiert ein Knochendefekt

**Abb. 4.10.** Juli 1975: Marknagelosteosynthese mit Anlagerung von Gentamycin-PMMA-Ketten. Die Anlage der Ketten an die mediale Seite der Fraktur ist nur über eine erneute Weichteilablösung von beiden Fragmenten möglich, womit ein erneuter Vitalitätsschaden verbunden ist

September 1982: Der Marknagel wandert ventral der Femurkondyle aus dem Knochen. Er wird deshalb trotz unvollständiger Überbrückung entfernt (Abb. 4.11).

Dezember 1983: Refraktur bei Sturz auf Glatteis, kein adäquates Trauma (Abb. 4.12).

Dezember 1983: Versorgung der Refraktur durch Marknagelung, dabei Débridement von avitalem Knochen bei makroskopischer Infektfreiheit; Bakteriologie: kein Keimwachstum. Spongiosaplastik in den vorbestehenden lateralen Knochendefekt. Zunächst unauffälliger Verlauf. Biopsie (Abb. 4.13).

November 1984: Erneutes Auftreten einer Fistel im Frakturbereich. Da sich der Patient durch die Fistel nicht wesentlich beeinträchtigt fühlt, soll kein Versuch der Sanierung unternommen werden, zumal nach Entfernung des Marknagels wegen des fortbestehenden lateralen Defekts erneute Refrakturgefahr besteht (Abb. 4.13).

*Anmerkung*

Die Primärverletzung stellt eine Indikation zum Fixateur externe dar. Die konservative Behandlung kommt durchaus in Betracht und hat in diesem Fall auch zu einer Kallusbrücke an der Medialseite geführt. Es ist problematisch, in dieser Situation (Dezember 1973, Abb. 4.8)

eine Plattenosteosynthese vorzunehmen, die es erforderlich macht, die Fragmentenden erneut zirkulär freizulegen und eine bestehende Knochenbrücke wieder zu lösen. Vermutlich ist bei dieser Operation der knöcherne Vitalitätsschaden beträchtlich vergrößert worden, womit die wesentlichen Voraussetzungen für die weiteren Komplikationen gegeben sind.

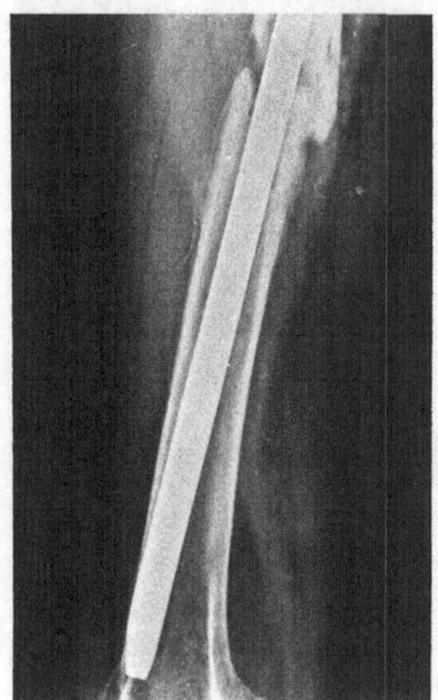

4.11

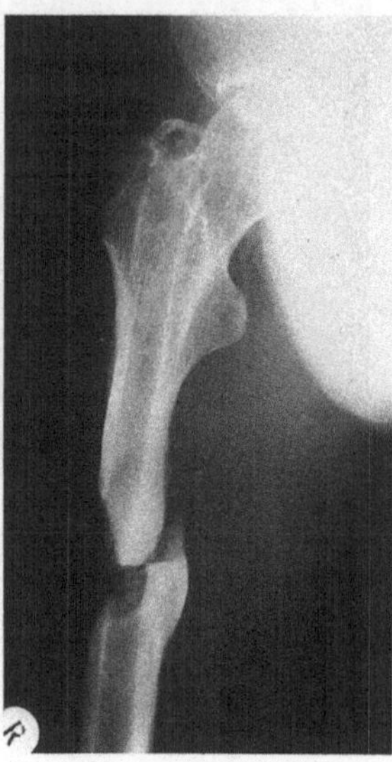

4.12

**Abb. 4.11.** August 1975: Nach Entfernung der Ketten zeigt die Fraktur an der Vorder- und Lateralseite keine knöcherne Überbrückung. Die Nagelspitze beginnt an der Ventralseite herauszuwandern

**Abb. 4.12.** Dezember 1983: Refraktur nach inadäquatem Trauma. Größerer Knochendefekt lateral. Die Knochenstruktur an der Medialseite erscheint verdichtet. Dies entspricht einem Vitalitätsschaden

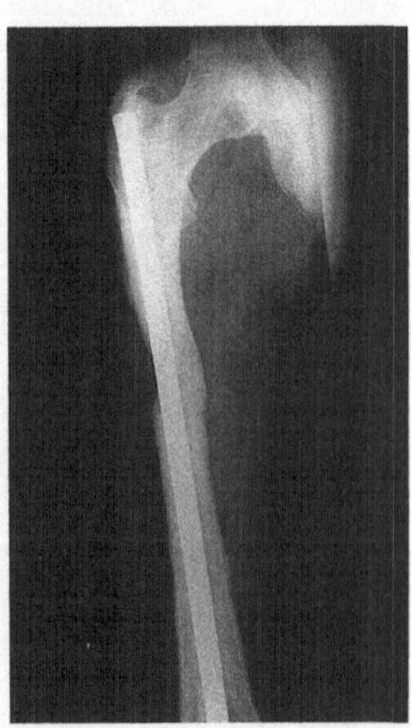

**Abb. 4.13.** Mai 1985: 1,5 Jahre nach Versorgung der Refraktur ist der Knochen medial überbrückt. Lateral besteht ein knöcherner Defekt. Damit besteht keine gesicherte Tragfähigkeit

*4.1.3 Fall 5: Patientin, Jahrgang 1938*

| | |
|---|---|
| Mai 1979: | Polytrauma mit zweit- (oder dritt–?)gradig offener distaler Femurtrümmerfraktur links. |
| Mai 1979: | Osteosynthese durch Kondylenplatte, Spongiosaplastik. |
| Februar 1980: | Ausräumung einer Nekrosenhöhle im Frakturbereich. |
| Juni 1980: | Spongiosaplastik in den Knochendefekt. |
| Mai 1982: | Plattenentfernung und Anlage einer statischen Verriegelungsnagelung (Abb. 4.14). |
| April 1984: | Intraoperativer Abstrich: Pseudomonas aeruginosa. Entfernung des Marknagels und Débridement zur Behandlung der Osteitis. Biopsie (Abb. 4.15). |
| Juli 1984: | Refraktur ohne adäquates Trauma (Abb. 4.16). |
| Juli 1984: | Plattenosteosynthese und Spongiosaplastik (Abb. 4.17). |
| März 1985: | Sekretion aus 4 Fistelöffnungen. Beinverkürzung 1,5 cm, Benutzung eines Gehstocks. Im Röntgenbild Zeichen der zunehmenden Überbrückung. |
| Januar 1986: | Nach Plattenentfernung sistiert die Fistelung. Der Knochen weist eine deutliche Strukturunruhe auf. Die Tragfähigkeit ist sicher noch eingeschränkt. Eine Belastung unter den Bedingungen des Haushalts erscheint vertretbar (Abb. 4.18). |
| Oktober 1986: | Kein Osteitisrediziv, bei Vermeidung von sportlicher Belastung bestehen keine Probleme mit der Tragfähigkeit. |

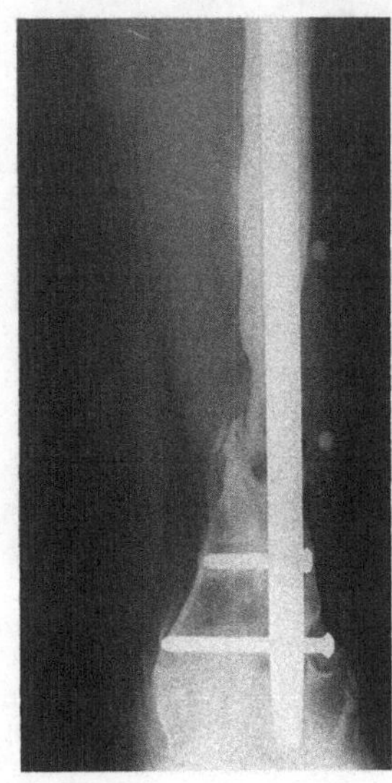

**Abb. 4.14.** September 1983: Verriegelungsnagelung einer offenen distalen Femurtrümmerfraktur links. Vorausgegangen war eine Plattenosteosynthese, Spongiosatransplantationen sowie eine Abtragung knöcherner Nekrosen. Massive Resorptionssäume entsprechen der erheblichen Osteitis mit Die Fisteln sind mit *Metall* markiert. Zur Infektsanierung mußte das Implantat entfernt werden, obwohl die Tragfähigkeit des Knochens noch nicht wiederhergestellt war

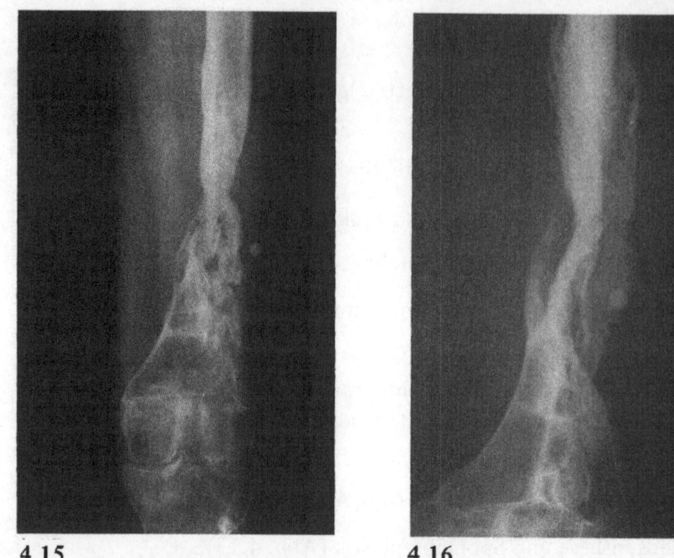

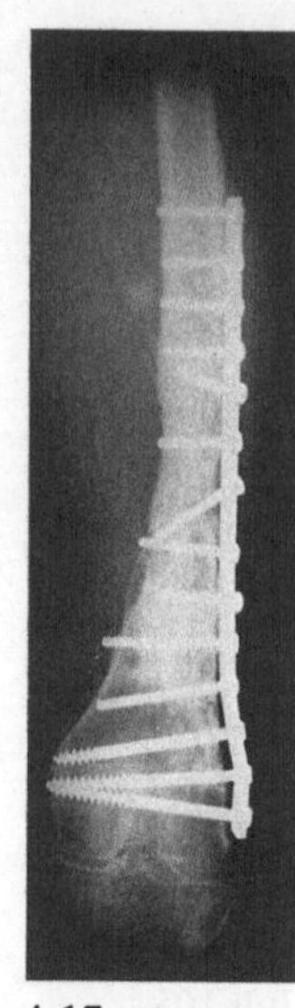

4.15 4.16 4.17

**Abb. 4.15.** Mai 1984: Ca. 1 Monat nach Entfernung des Verriegelungsnagels, Débridement und Spongiosaplastik hat die Knochensubstanz zugenommen. Es besteht weiterhin keine volle Belastungsfähigkeit des Knochens

**Abb. 4.16.** Juli 1984: Refraktur an der schwächsten Stelle des Knochens. Man erkennt neu gebildeten Knochen. Dieser hat jedoch der Dauerbelastung nicht standgehalten

**Abb. 4.17.** März 1985: 8 Monate nach Spongiosaplastik und Plattenosteosynthese. Weitere Zunahme der Knochensubstanz

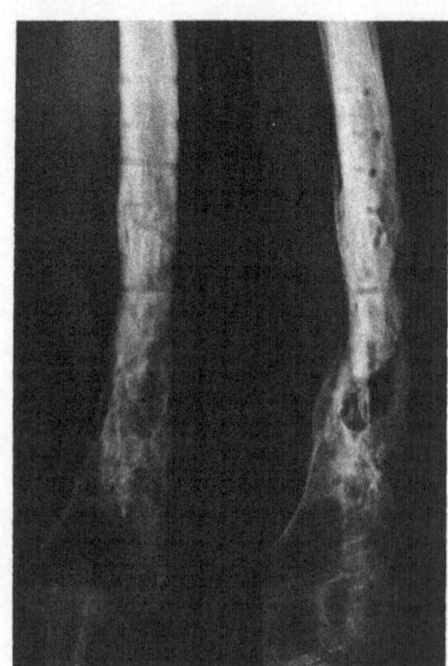

**Abb. 4.18.** Januar 1986: Befund nach Plattenentfernung. Fortbestehender Knochendefekt anteromedial

*Anmerkung*

Die Primärbehandlung einer zweit- oder drittgradig offenen Fraktur durch Platte und Spongiosaplastik ist fragwürdig. Eine Behandlung durch Fixateur externe oder konservativ in der Extension hätte die Vitalität der Zwischenfragmente nicht zusätzlich beeinträchtigt.

*4.1.4 Fall 7: Patient, Jahrgang 1941*

September 1980: Sturz auf der Kellertreppe. Oberschenkelbruch mit großem Drehkeil im mittleren Drittel (Abb. 4.19). Osteosynthese durch Schrauben und Platte am Unfalltag.

September 1980: Ausräumen eines infizierten Hämatoms; infektfreier Weiterverlauf.

Februar 1981: 7 Monate nach der Fraktur und Osteosynthese: Der Frakturverlauf ist infolge Resorption deutlich sichtbar. Die Strahlentransparenz der Frakturzone ist verhindert. Dies deutet auf einen Vitalitätsschaden des Knochens hin (Abb. 4.20).

März 1982: Das Röntgenbild 18 Monate nach der Osteosynthese stellt den Frakturbereich unvollkommen dar. Bei verminderter Strahlentransparenz ist der Schaft im Gegensatz zu den Metaphysen unterbelichtet. Die Bälkchenstruktur bzw. der Grad der Überbrückung kann nicht beurteilt werden; trotzdem wird die Indikation zur Plattenentfernung gestellt (Abb. 4.21).

März 1982: Entfernung der Platte; laut Operationsbericht entleert sich trübe Flüssigkeit aus dem Plattenlager, Schrauben sind z.T. gelockert, der Frakturspalt ist im distalen Bereich noch deutlich einsehbar (4.22).
Pathologisch-histologischer Befund: "Herdförmige Weichteilentzündung; devitalisiertes Knochengewebe". Es wird erkannt, daß der Knochen vermindert tragfähig ist, und deshalb für 6 Wochen eine Teilbealstung angeordnet. Eine anschließende Röntgenkontrolle wird nicht durchgeführt.

Juli 1982: Refraktur beim Gehen auf unebenem Boden (Abb. 4.23). Dynamische distale Verriegelungsnagelung (Abb. 4.24).

Januar 1983: Débridement eines Infektrezidivs im lateralen Frakturbereich. Biopsie.

April 1983: Nagelwechsel wegen Nagellockerung.

Juni 1983: Débridement der Fistelung.

August 1983: Marknagelung und Fistelrevision mit nachfolgender Abheilung der Fistel (4.25).

April 1985: Weitgehende Beschwerdefreiheit. Allerdings Verlust des Arbeitsplatzes als Metzgermeister wegen der langen Ausfallzeiten.

*Anmerkung*

Die geschlossene Drehkeilfraktur des Femurs stellt eine ideale Indikation zur statischen Verriegelungsnagelung dar. Bei der Plattenosteosynthese wurde das Zwischenfragment weitgehend, wenn nicht vollständig devastiert. Die unvollständige Frakturheilung wurde nicht richtig bewertet. Am einfachsten wäre es gewesen, die Platte länger zu belassen. Wenn der unvollständige knöcherne Durchbau erst im Rahmen der Plattenentfernung auffällt, muß die Platte wieder angelegt oder auf eine Marknagelosteosynthese umgestiegen werden.

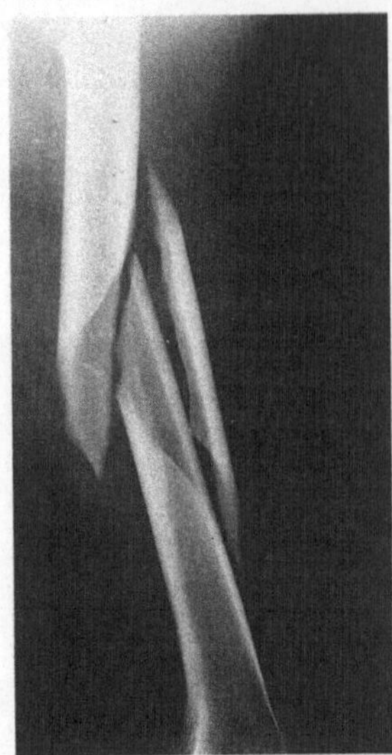

4.19

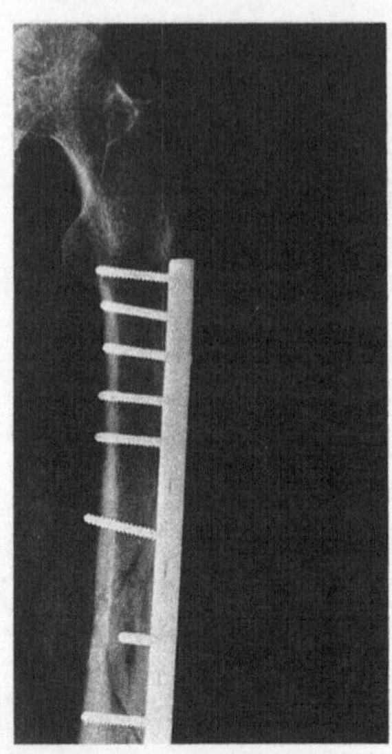

4.20

**Abb. 4.19.** September 1980: Drehkeilfraktur des Femurs im mittleren Drittel

**Abb. 4.20.** Februar 1981: Osteosynthese der Drehkeilfraktur durch Schrauben und Platte. Bei lateraler Lage des Drehkeils läßt es sich im Rahmen einer Plattenosteosynthese nicht vermeiden, das Zwischenfragment aus dem Weichteilverband herauszulösen. Nach 7 Monaten sind die Frakturzonen noch deutlich sichtbar und nicht stabil überbrückt. Der Frakturbereich zeigt eine erhöhte Strahlenabsorption. Beides ist als Zeichen für eine Vitalitätsschädigung der Fragmentenden zu werten

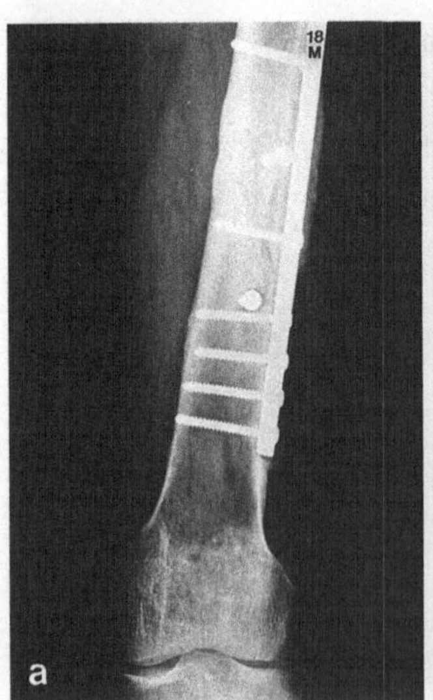


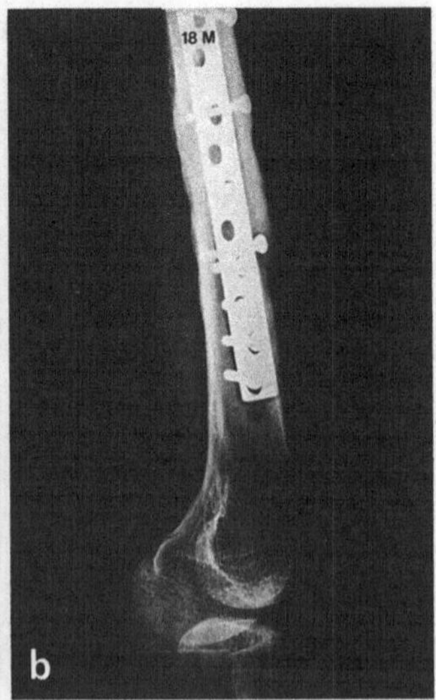


**Abb. 4.21a, b.** März 1982: Auf der Röntgenaufnahme nach 18 Monaten ist der Frakturbereich technisch unvollkommen dargestellt. Die vermindert röntgendurchlässige Frakturzone ist unterbelichtet. Eine Beurteilung der Knochenstruktur ist nicht möglich. Die Seitaufnahme gibt wenig bzw. keine Information über den Frakturdurchbau, da die Platte den Knochen überdeckt. Die Indikation zur Implantatentfernung kann sich auf derartige Aufnahmen nicht stützen

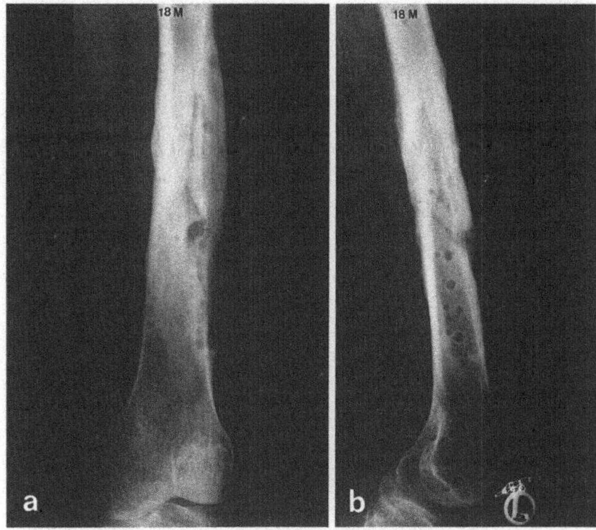


**Abb. 4.22a, b.** März 1982: Nach Plattenentfernung: Im distalen Bereich der Fraktur ist der Frakturspalt, insbesondere auf der Seitaufnahme, noch deutlich sichtbar. Lateral, ventral besteht eine größere Resorptionshöhle

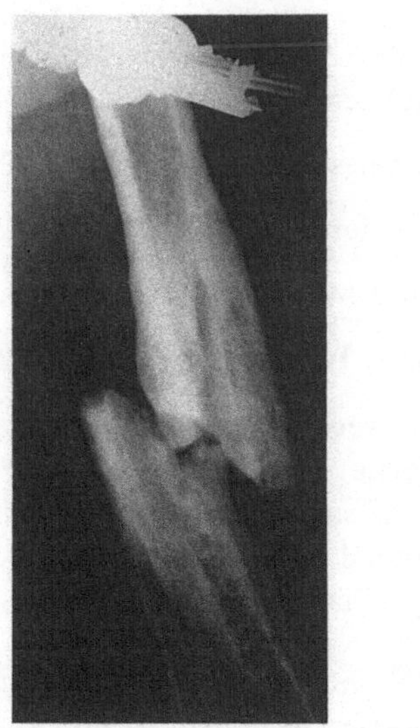

4.23

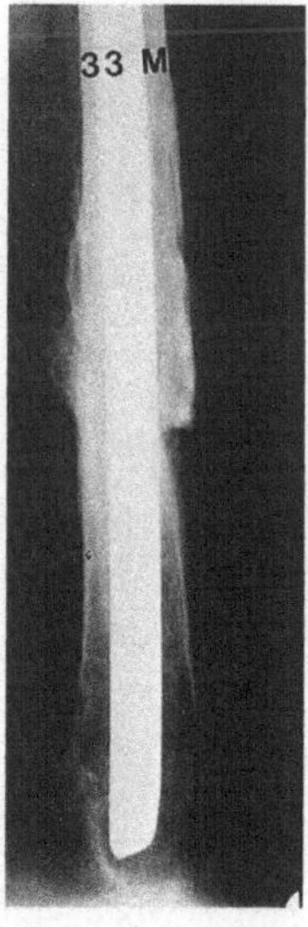


4.24

**Abb. 4.23.** Juli 1982: Die Refraktur nimmt von der Resorptionshöhle ihren Ausgang und hat einen kurzen, schrägen Verlauf. Dies unterscheidet sie von der Primärfraktur

**Abb. 4.24.** Juni 1983: Durch Verriegelungsnagelung versorgte Refraktur (die Verriegelungsschrauben sind zu diesem Zeitpunkt bereits entfernt)

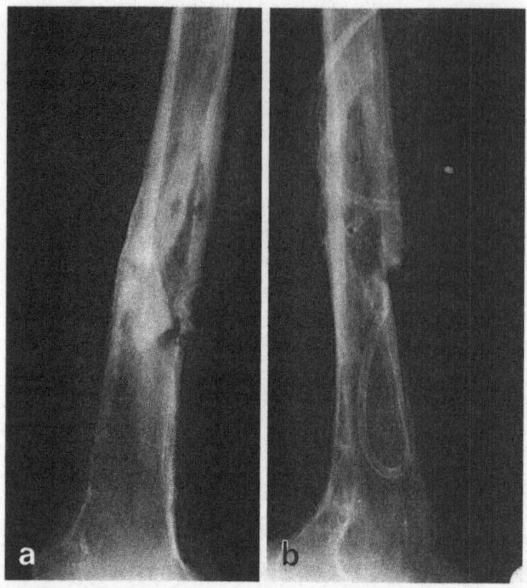


**Abb. 4.25a, b.** August 1983: Entfernung des Marknagels. Knochendefekt an der Lateralseite. Im übrigen Frakturbereich durchgehende Bälkchenstrukturen

### *4.1.5 Fall 8: Patientin, Jahrgang 1964*

Oktober 1980: Unfall als Motorradbeifahrerin: geschlossene proximale Femurschaftfraktur. Kondylenplatte (Abb. 4.26 und 4.27).

November 1980: Ausbildung eines Frühinfekts mit nachfolgend chronischer Fistelung.

November 1981: Schraubenwanderung (Abb. 4.28).

Dezember 1981: Die Platte wird 14 Monate nach der Osteosynthese entfernt.

Januar 1982: Refraktur beim Treppensteigen (Abb. 4.29).

Februar 1982: Débridement wegen Aufflackern des Infekts. Nach Abklingen der Infektzeichen erfolgte Verriegelungsnagelung, die wegen eines Repositionshindernisses offen durchgeführt wird. Klinisch problemlose Wundheilung. Das Röntgenbild zeigt jedoch ein deutliches Nachhinken des Durchbaus im ehemaligen Plattenlager (Abb. 4.30).

Mai 1982: Vollbelastung.

Januar 1983: Weitgehender Durchbau der Fraktur (Abb. 4.31).

April 1984: Marknagelentfernung. Aus dem Refrakturbereich wird eine überdimensionierte Biopsie entnommen (Abb. 4.32).
Wie in Kap. 3 ausgeführt, findet sich eine unvollständig revitalisierte Nekrose (Abb. 3.3).

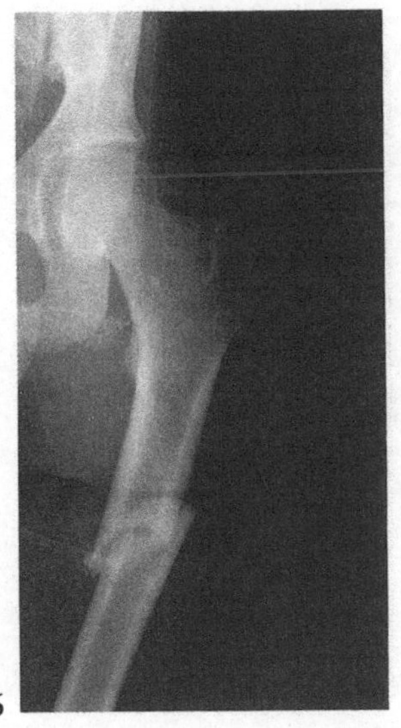

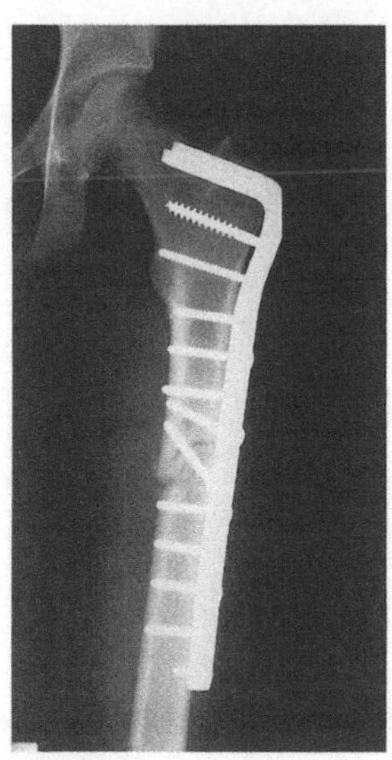



**Abb. 4.26.** Oktober 1980: Kurze Schrägfraktur am proximalen Drittelpunkt des linken Femurs

**Abb. 4.27.** Oktober 1980: Versorgung der Fraktur durch Zugschrauben und Kondylenplatte

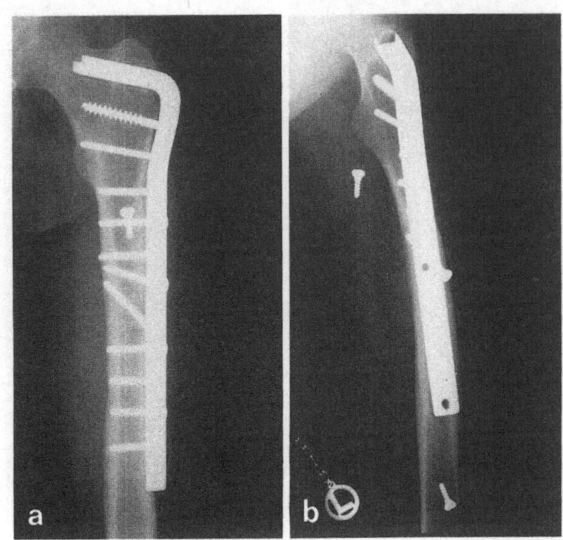


**Abb. 4.28a, b.** November 1981: Die Fraktur erscheint durchgebaut. Die Röntgenaufnahme ist allerdings relativ hell, so daß die Bälkchenstruktur nicht mit Sicherheit beurteilt werden kann. Die Seitaufnahme erlaubt wegen der Überlagerung durch die Platte keine Hinweise zur Frakturüberbrückung. Sie stellt lediglich die dislozierten Schrauben plastisch dar

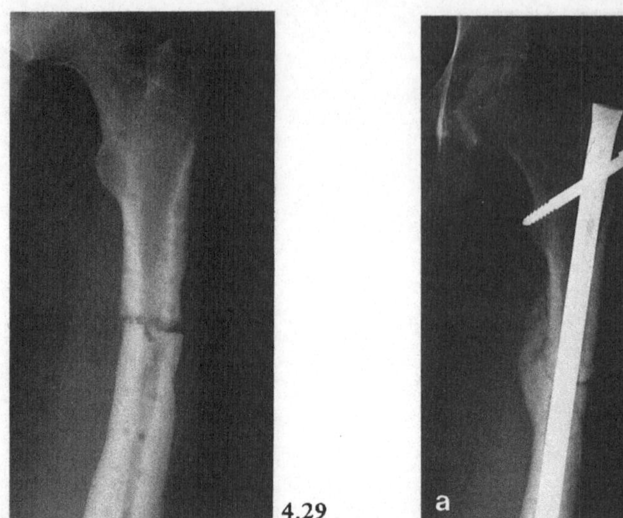


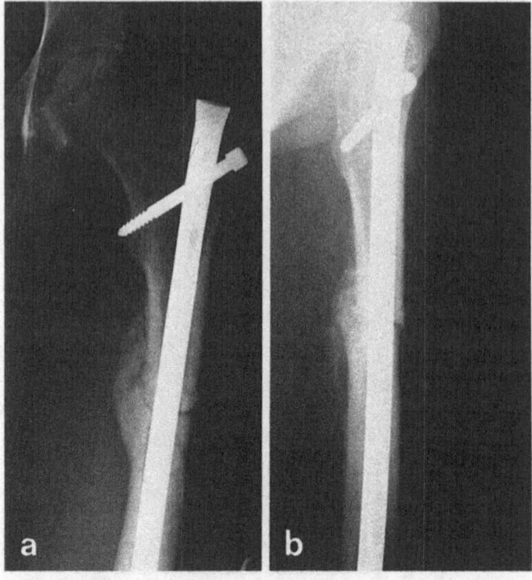


**Abb. 4.29.** Januar 1982: Die Refraktur verläuft jetzt quer. Im medialen Bereich weist die Fraktur eine feine Zähnelung auf, im lateralen Drittel erscheinen die Frakturflächen weitgehend glatt. Dies deutet darauf hin, daß der Bereich unterhalb der Platte nicht oder nur spärlich überbrückt war

**Abb. 4.30a, b.** April 1982: 3 Monate nach Versorgung der Refraktur durch proximale, dynamische Verriegelungsnagelung. Anterolateral, im Bereich des ehemaligen Plattenlagers, ist die Frakturheilung als Folge der Vitalitätsschädigung verzögert

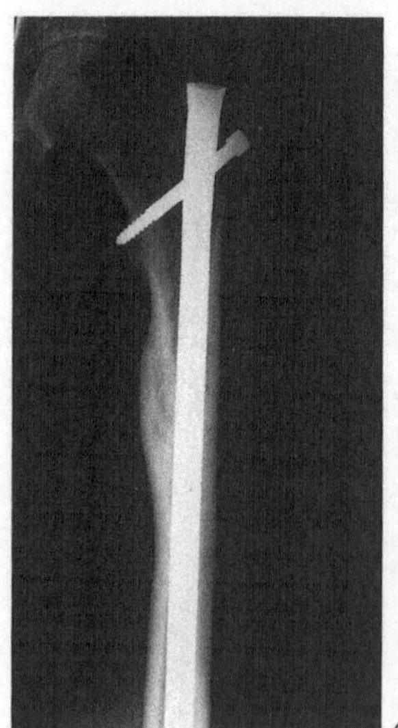

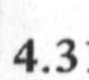


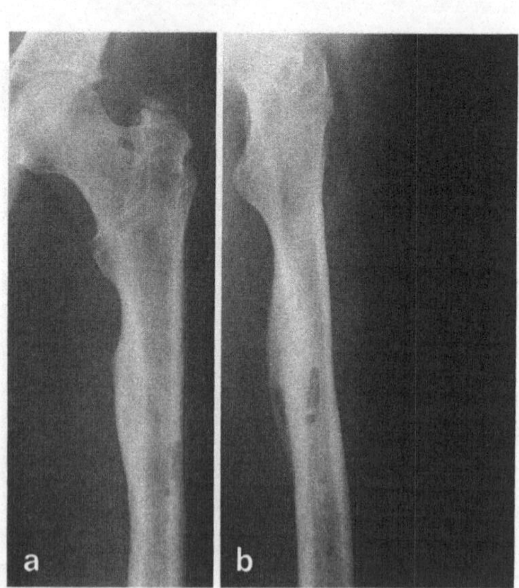


**Abb. 4.31.** Juli 1983: Die Fraktur ist jetzt weitgehend durchgebaut, die Knochenbildung an der Außenseite weiterhin reduziert

**Abb. 4.32a, b.** April 1984: Röntgenbefund nach Marknagelentfernung und Knochenbiopsie. Die Fraktur erscheint vollständig durchgebaut. Die Knochenprobe wurde zu groß gewählt. Deren Analyse ergab fortbestehende Nekrosezonen neben revaskularisierten Arealen

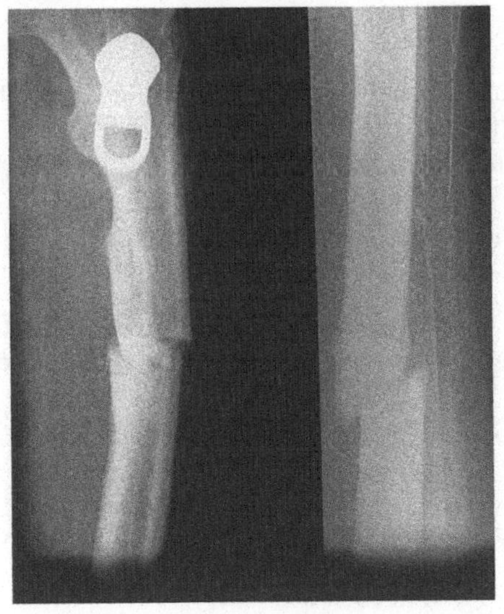
4.33

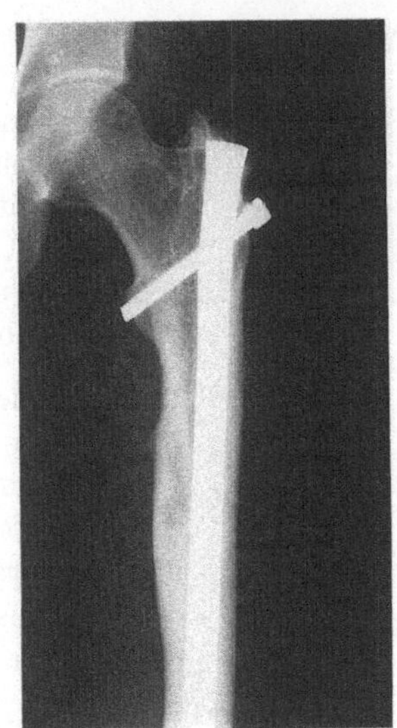
4.34

**Abb. 4.33.** August 1984: 2. Refraktur

**Abb. 4.34.** November 1986: Durchgebaute Fraktur nach Verriegelungsnagelung

August 1984: 4 Monate nach der Nagelentfernung kommt es beim Spazierengehen zur 2. Refraktur. Diese wird wieder durch Verriegelungsnagelung versorgt. (Abb. 4.33).

März 1985: Durchbau der Refraktur (Abb. 4.34).

*Anmerkung*

Der Infekt nach Plattenosteosynthese hat die Frakturheilung erheblich verzögert. Insofern ist es riskant, die Platte frühzeitig zu entfernen. Wenn man sich trotzdem zur Plattenentfernung entschließt, sollten einwandfreie Röntgenaufnahmen vorliegen. Wenn diese keine Belastungsfähigkeit dokumentieren, sollte der Knochen in irgendeiner Weise geschützt werden. In Frage kommen u.a. die Wiederanlage der Platte, der Wechsel zur Verriegelungsnagelung, die längerdauernde Entlastung, eine Orthese. In diesem Fall würden wir heute wahrscheinlich nach etwa 2wöchiger Entlastung eine Verriegelungsnagelung anschließen. Die Problematik der Refrakturen wäre insgesamt vermieden worden, wenn die Primärfraktur durch einen Verriegelungsnagel versorgt worden wäre.

### *4.1.6 Fall 9: Patientin, Jahrgang 1944*

Januar 1982: Geschlossene Unterschenkeldrehkeilfraktur links am distalen Drittelpunkt beim Skifahren (Abb. 4.35).
Osteosynthese durch Zugschrauben und breite 14-Loch-Platte im Urlaubsort (Abb. 4.36).
Ein posttraumatischer Frühinfekt wurde durch Ruhigstellung im Gips ohne Erfolg behandelt.

Dezember 1982: Wegen der chronischen Fistelung wird die Platte vorzeitig entfernt, nachdem vom Röntgenbefund her ein knöcherner Durchbau angenommen worden war (Abb. 4.37).
Die Aufnahmen nach der Plattenentfernung garantieren keine volle Belastungsfähigkeit (Abb. 4.38).
Pathologisch-histologischer Befund: Chronisch granulierende Osteomyelitis mit Knochennekrosen und reaktiver Knochenneubildung.

Februar 1983: Refraktur, fortbestehende Fistel (Abb. 4.39).
Therapie: Abtragen nekrotischer Knochenanteile und Anlage eines Fixateur externe. Biopsie.

März 1983: Abheilung der Fistel. Wegen eines Weichteilinfekts um die Schanz-Schrauben wird der äußere Spanner entfernt und ein Sarmiento-Gips angelegt. Ausbildung einer hypertrophen Pseudarthrose in Varusfehlstellung (Abb. 4.39).

September 1983: Valgisationsosteotomie, lateral angelegte 8-Loch-DCP. Biopsie (Abb. 4.40). Volle Belastung nach 4 Wochen. Dauer der Arbeitsunfähigkeit, von erfolglosen Arbeitsversuchen abgesehen: 2 Jahre, 8 Monate.

Februar 1985: Mißempfindungen im Narbenbereich. Muskelminderung am Ober- und Unterschenkel von 2,5 bzw. 2 cm. Gangbild nahezu unauffällig. Röntgen: durchgebaute distale Unterschenkelpseudarthrose mit liegender lateraler Platte.

Januar 1986: Implantatentfernung (Abb. 4.41).

*Anmerkung*

Eine breite Platte ist an der Tibia nicht indiziert. Bei Anlage der Zugschrauben muß strikt darauf geachtet werden, daß die Fragmente nicht vollständig devastiert werden. Bei vorzeitiger Plattenentfernung muß der Knochen geschützt werden, wenn die Überbrückung nicht gesichert ist. Auch hier wäre unter Verriegelungsnagelung der Erstfraktur die Problematik der Fragmentvitalität und der Refraktur mit anschließender Pseudarthrose in Fehlstellung nicht entstanden.

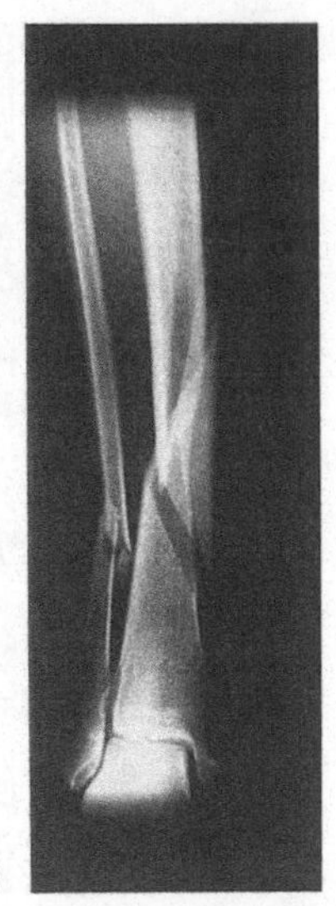

4.35

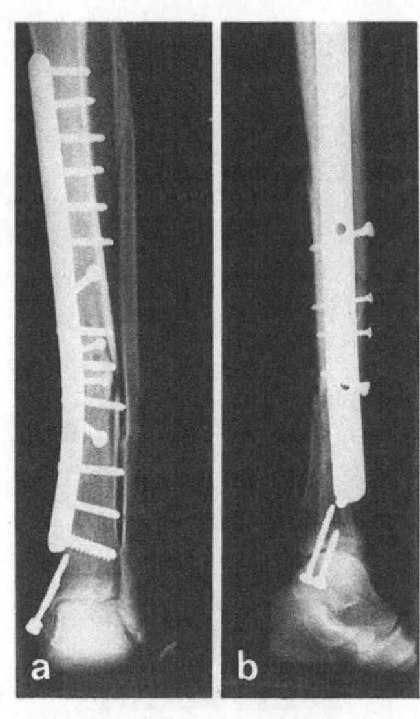


4.36

**Abb. 4.35.** Januar 1982: Geschlossene Unterschenkeldrehkeilfraktur im Bereich des distalen Drittelpunktes

**Abb. 4.36a. b.** März 1982: Versorgung der Drehkeilfraktur durch Osteosynthese mit Zugschrauben und breiter Platte. Die Platte ist in Länge und Breite überdimensioniert. Zur Anlage der Zugschrauben und der Platte mußte das Zwischenfragment vollständig aus dem Weichteilverband herausgelöst werden. Die Seitaufnahme erlaubt wegen der Überlagerung durch die Platte keine Beurteilung des Durchbaus

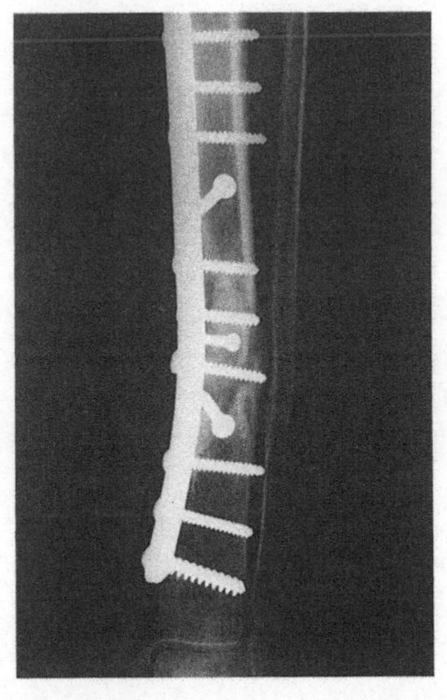

4.37

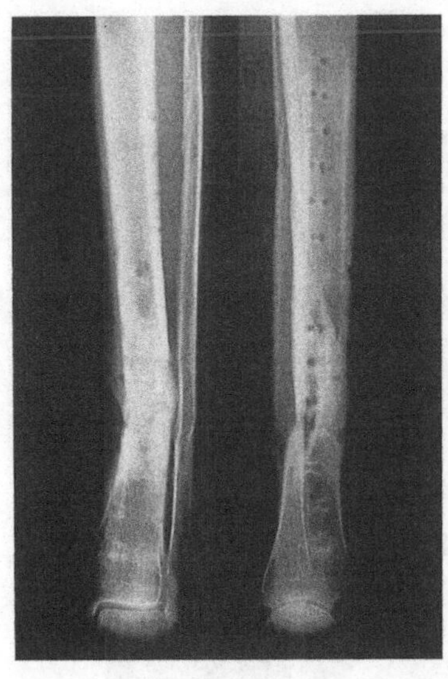

4.38

**Abb. 4.37.** Dezember 1982: Die verminderte Strahlentransparenz des Zwischenfragments weist auf eine hochgradige Vitalitätsstörung hin. Die Fraktur ist distal nicht vollständig überbrückt

**Abb. 4.38.** Januar 1983: Nach Plattenentfernung finden sich weiterhin Zeichen der Vitalitätsstörung im Drehkeilbereich. Der knöcherne Frakturdurchbau ist nicht vollständig

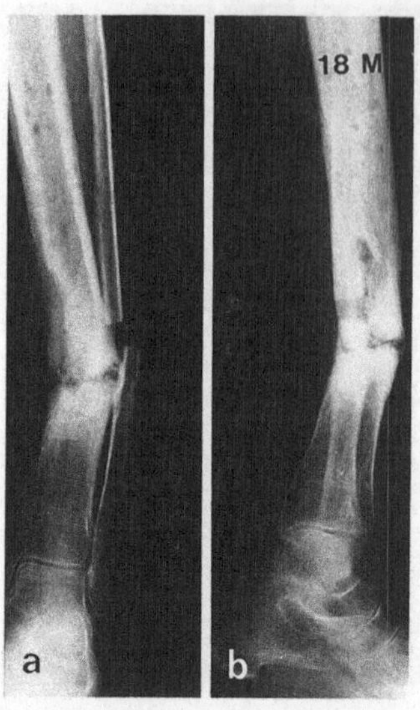


4.39

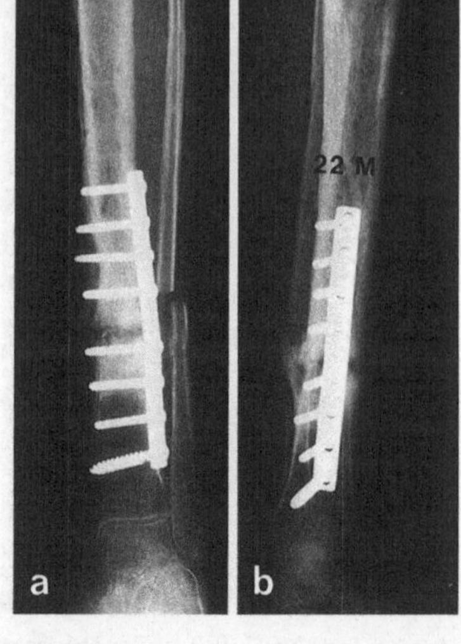


4.40

**Abb. 4.39a, b.** August 1983: 7 Monate nach Refraktur nach erfolgloser Behandlung im Gips und Fixateur externe. Es ist zur fibrösen Überbrückung in Antekurvations- und Varisationsfehlstellung gekommen. Der quere Verlauf der Refraktur unterscheidet sich von dem der Primärfraktur

**Abb. 4.40a, b.** November 1983: Versorgung der Refraktur durch laterale Platte. Die Antekurvations- und Varisationsfehlstellung ist durch entsprechende Osteotomie korrigiert

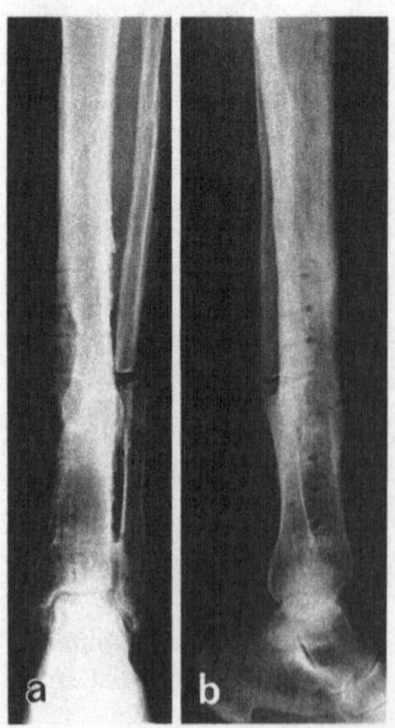


**Abb. 4.41a, b.** Januar 1986: Nach Plattenentfernung tragfähige Knochenstruktur

### *4.1.7 Fall 11: Patient, Jahrgang 1956*

Februar 1982: Sturz beim Rodeln. Femurfraktur im mittleren Drittel; 16-Loch-Kondylenplatte (Abb. 4.42).

September 1983: Die Röntgenaufnahme vor Plattenentfernung zeigt, obwohl nicht optimal belichtet, daß der laterale Frakturanteil nicht überbrückt ist (Abb. 4.43).

Oktober 1983: Entfernung der Platte. Die technisch unvollkommene postoperative Röntgenaufnahme wird unzureichend beurteilt (Abb. 4.44).

Dezember 1983: Refraktur ohne Trauma, ausgehend von dem lateralen Überbrückungsdefekt (Abb. 4.45).
Therapie: distale dynamische Verriegelungsnagelung. Biopsie (Abb. 4.46).

Januar 1984: Volle Belastung. Komplikationslose Frakturüberbrückung.

Juni 1986: Implantatentfernung (Abb. 4.47).

*Anmerkung*

Die Erstverletzung stellt eine gute Indikation zur Mark- oder Verriegelungsnagelosteosynthese dar. Die sehr lange Kondylenplatte deutet an, daß der Knochen sehr weiträumig freigelegt wurde. Die unvollständige laterale Überbrückung wurde nicht beachtet. Wenn die Plattenentfernung um 1 Jahr verschoben worden wäre, wäre die Heilung möglicherweise vollständig gewesen.

4.42

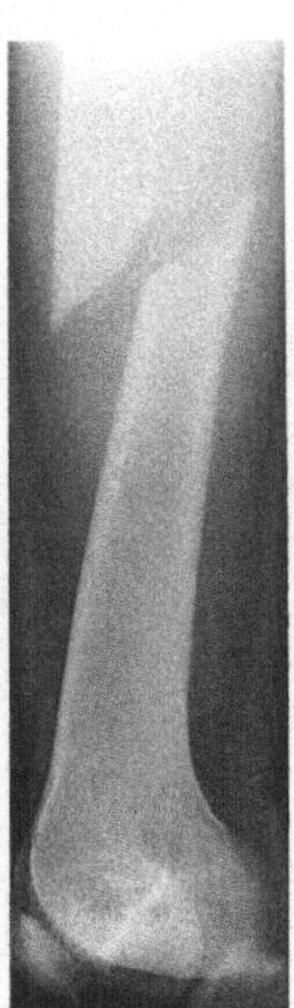

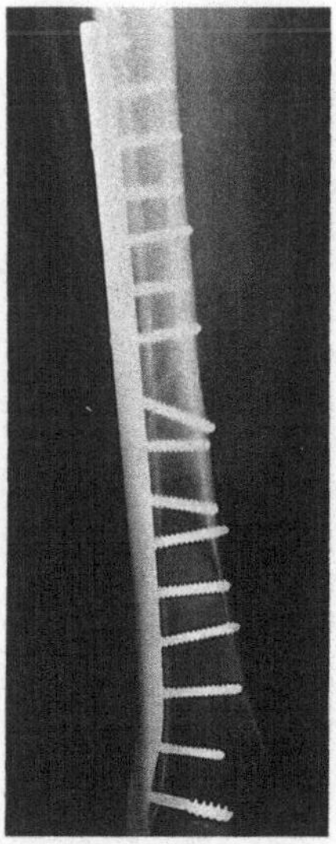

4.43

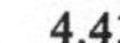

**Abb. 4.42.** Februar 1981: Kurze Schrägfraktur des Femurs im mittleren Drittel

**Abb. 4.43.** April 1982: Die Röntgenaufnahme vor der Plattenentfernung ist nicht optimal belichtet. Die Metaphyse ist über- und der Schaft unterbelichtet. Der Bereich unter der Platte ist gut herausgedreht, so daß trotz eingeschränkter Belichtung ein unvollständiger Durchbau erkennbar ist. Im Gegensatz zur medialen Seite besteht lateral keine durchgängige Bälkchenstruktur

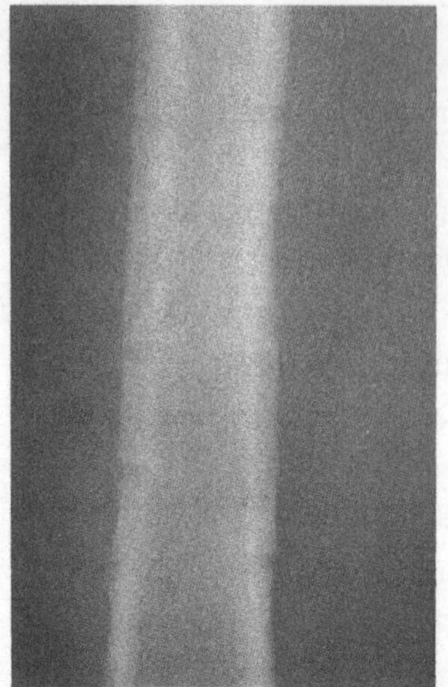
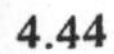

4.44

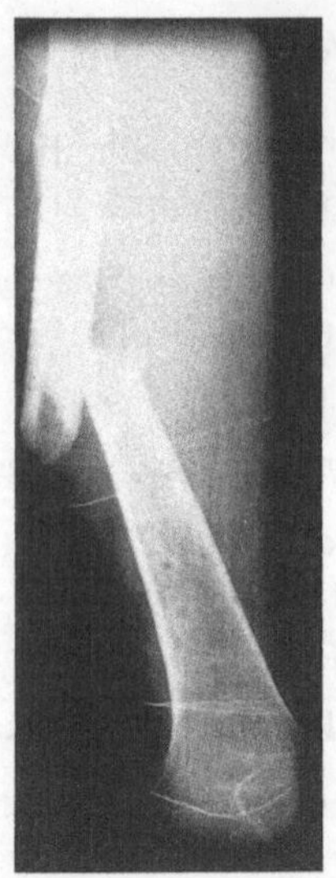

4.45

**Abb. 4.44.** Dezember 1983: Nach Plattenentfernung ist die Röntgenkontrollaufnahme ebenfalls nicht optimal. Trotzdem läßt sich auch hier der Überbrückungsdefekt nachweisen

**Abb. 4.45.** Dezember 1983: Die Refraktur geht von dem lateralen, nicht überbrückten Frakturbereich aus

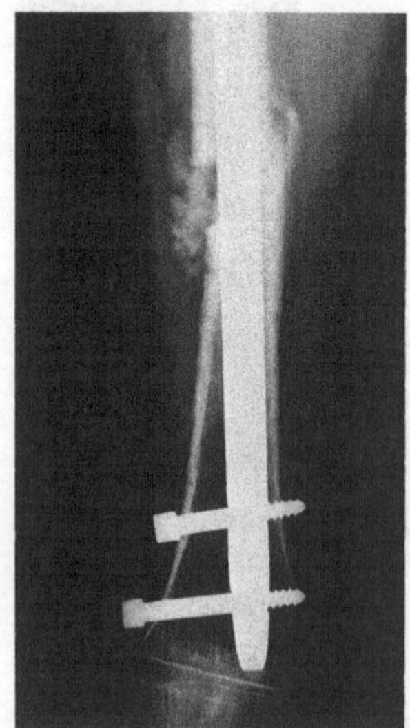

4.46

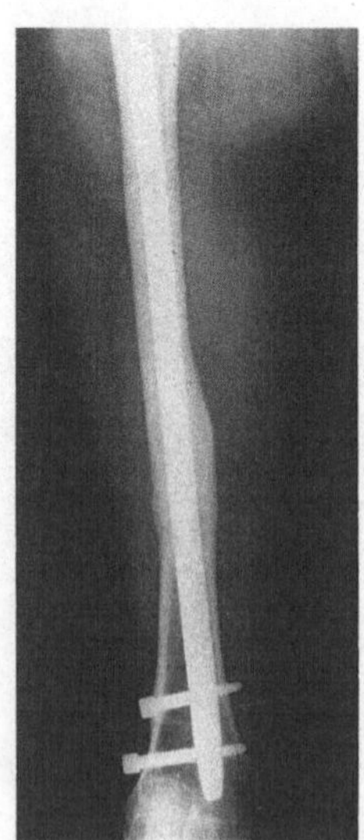

4.47

**Abb. 4.46.** Januar 1984: Durch distale dynamische Verriegelungsnagelung versorgte Refraktur. Im Bereich der PE und Spongiosaplastik ist es zur Knochenneubildung gekommen

**Abb. 4.47.** Juni 1986: Durchgebaute Fraktur

*4.1.8 Fall 13: Patient, Jahrgang 1963*

April 1982: Offene Unterschenkelfraktur 2. Grades mit Biegungskeil im proximalen Drittelpunkt links (Abb. 4.48).
Therapie: auteromedial angelegte 14-Loch-Platte nach Entfernung des Zwischenfragmentes, autologe Spongiosaplastik (Abb. 4.49 und 4.50).

September 1983: Materialentfernung (Abb. 4.51).

Januar 1984: 1. Refraktur ohne Trauma (Abb. 4.52).
Therapie: nach 7 Tagen Versuch der Marknagelosteosynthese, danach laterale Platte mit freier Zugschraube (Abb. 4.53).

Dezember 1985: Materialentfernung.

Januar 1986: 2. Refraktur, inadäquates Trauma: beim Tanzen gegen das Schienbein gestoßen worden (Abb. 4.54).
Knochenszintigramm: regelrechte Aktivitätsanreicherung im Frakturbereich.

Januar 1986: Verriegelungsnagelung nach Verlegung (Abb. 4.55).
Weiterbehandlung auswärts (nach telefonischer Auskunft unauffälliger Verlauf).

*Anmerkung*

Die primäre Entfernung eines Biegungskeils, der sich noch im Weichteilverband befindet, ist falsch. Abgesehen von dem unnötigen Knochenverlust, führt das zu einer zusätzlichen Durchblutungsschädigung. Die primäre Spongiosaplastik erscheint riskant und sollte nach unserer Überzeugung unterbleiben. Bei offenen Frakturen ist als Primärbehandlung der Fixateur externe indiziert. In diesem Fall ist unter Plattenosteosynthese die Heilung allerdings zunächst gut vonstatten gegangen. Röntgenaufnahmen, die die Problemzone unter der Platte dargestellt hätten, hätten wahrscheinlich einen unvollständigen Durchbau dokumentiert. Wenn die Platte etwa 1 Jahr später entfernt worden wäre, wäre die Strukturierung des neuen Knochens nach Spongiosaplastik sowie der Frakturdurchbau unter der Platte weiter fortgeschritten.
Bei der Versorgung der 1. Refraktur ist der Knochen, der bereits durch Unfall, Fragmententfernung und mediale Plattenosteosynthese in der Vitalität geschädigt worden ist, weiter in der Durchblutung beeinträchtigt worden, und zwar:

- durch Zerstörung der Markgefäße beim Aufbohren zur versuchten Marknagelung,
- durch die laterale Plattenanlage.

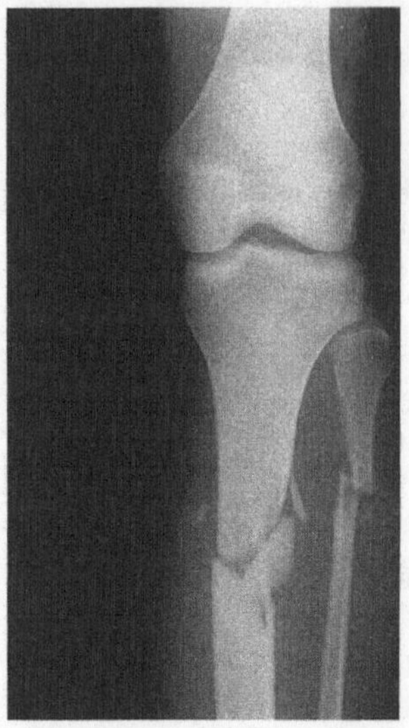

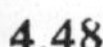


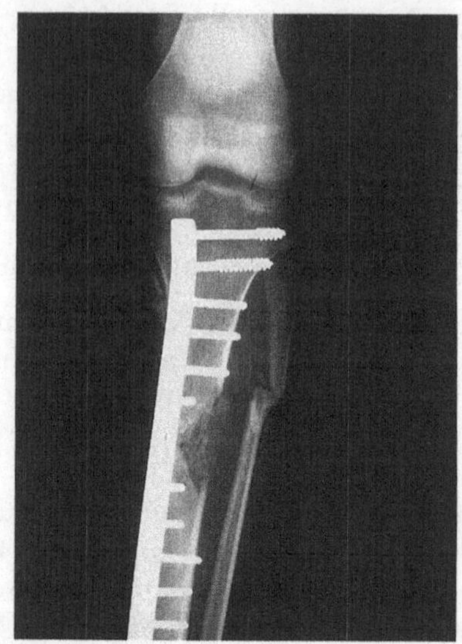


**Abb. 4.48.** April 1982: Zweitgradig offene Unterschenkelfraktur am proximalen Drittelpunkt mit lateralem Biegungskeil

**Abb. 4.49.** Juni 1982: Nach Entfernung des Zwischenfragments ist die Fraktur durch medial eingelegte Platte versorgt worden. Der laterale Defekt ist durch autologe Spongiosa aufgefüllt

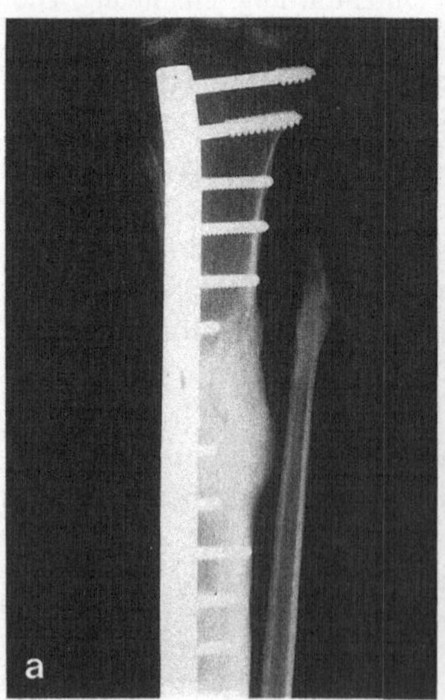


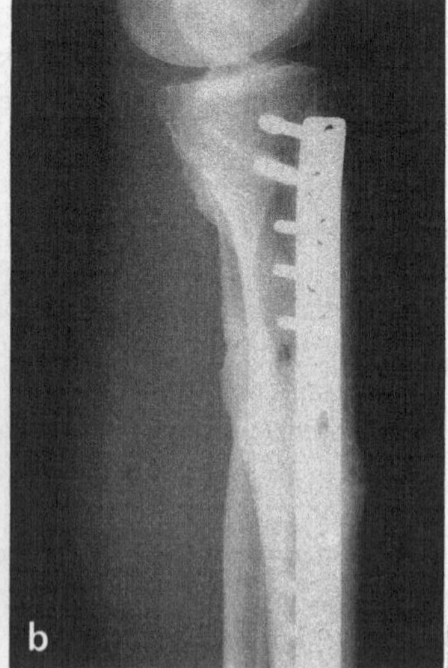


**Abb. 4.50a, b.** Juni 1983: 14 Monate nach der Osteosynthese ist im Bereich der Spongiosatransplantation lamellärer Knochen nachweisbar. Die Struktur unterscheidet sich aber noch deutlich von der des übrigen Knochenrohres. Die Problemzone unter der Platte ist nicht dargestellt, so daß nicht geklärt ist, ob die Überbrückung in diesem Bereich komplett ist

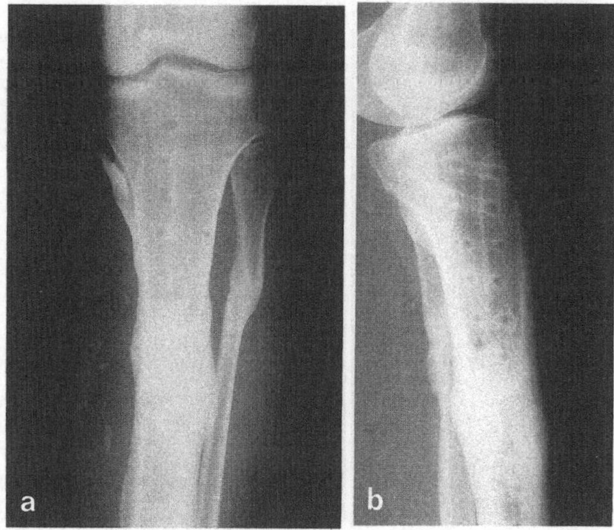


**Abb. 4.51a, b.** November 1983: Die Röntgenaufnahme nach Plattenentfernung erlaubt keine Beurteilung der Bälkchenstruktur im Frakturbereich. Es kann nicht sicher davon ausgegangen werden, daß der Knochen voll belastungsfähig ist

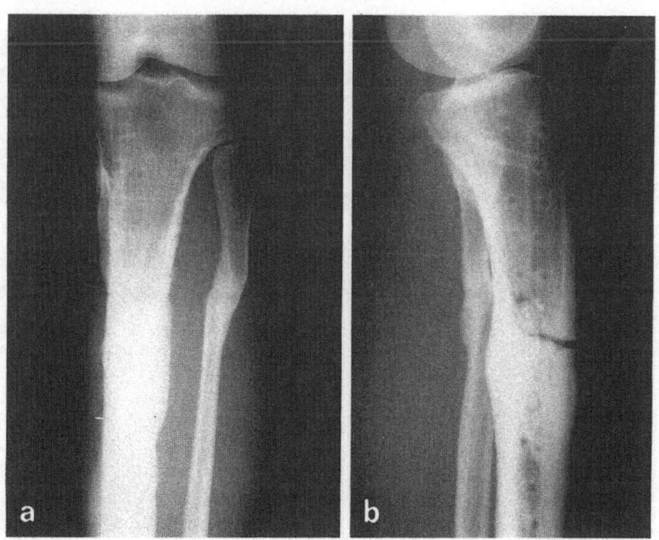


**Abb. 4.52a, b.** Januar 1984: Refraktur. Die leicht schräg verlaufende nicht dislozierte Refraktur ist nur auf der Seitaufnahme nachzuweisen. Sie nimmt vom antromedialen Bereich des Knochens, also dem ehemaligen Plattenlager, ihren Ausgang

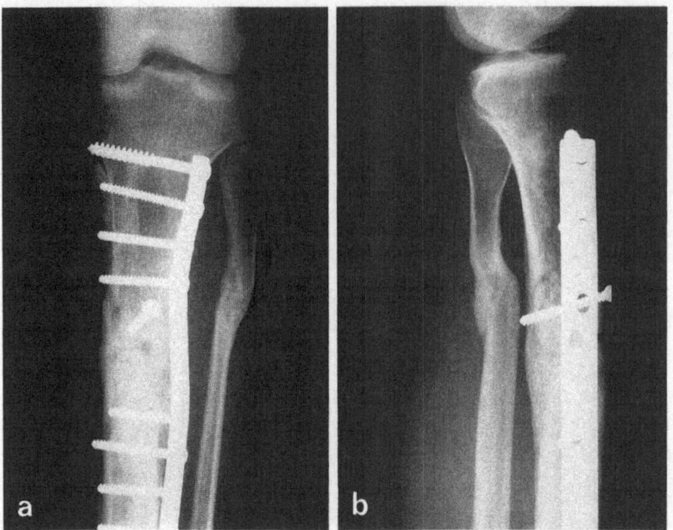


**Abb. 4.53a, b.** Mai 1984: Nach erfolglosem Versuch der Marknagelosteosynthese wird die Refraktur durch lateral angelegte Platte sowie eine freie Zugschraube versorgt

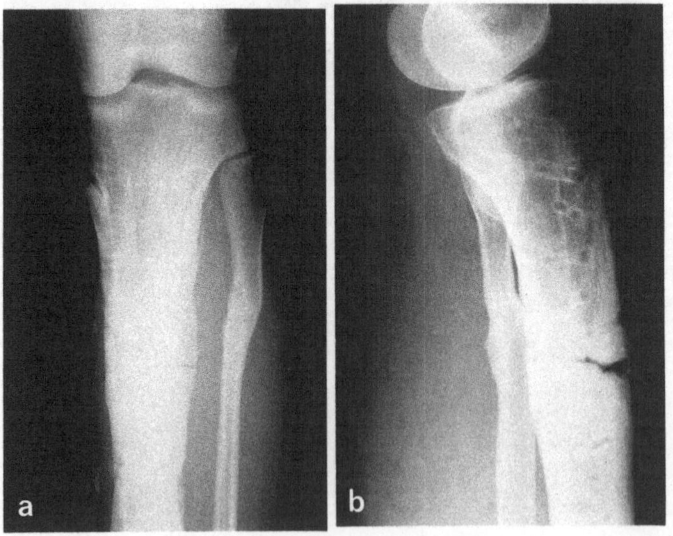


**Abb. 4.54a, b.** Januar 1986: Die 2. Refraktur hat den gleichen Verlauf wie die 1

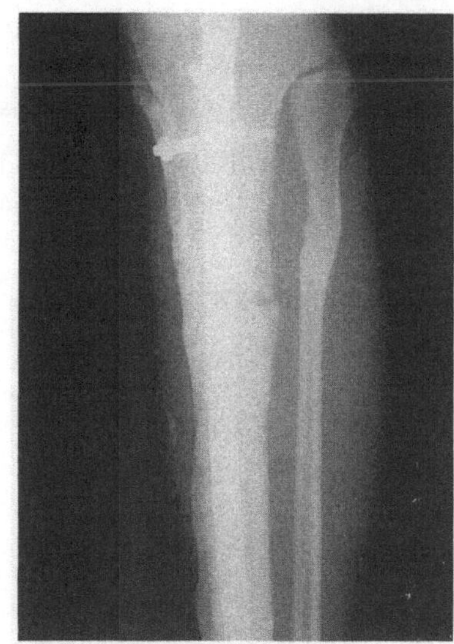

**Abb. 4.55.** Januar 1986: Versorgung der 2. Refraktur durch proximale dynamische Verriegelungsnagelung

### *4.1.9 Fall 18: Patient, Jahrgang 1968*

| | |
|---|---|
| Juli 1985: | Sturz am Hang, geschlossene Unterschenkelschaftsfraktur rechts, lange Schrägfraktur.<br>Zugschraube, Plattenosteosynthese.<br>Postoperative Osteitis, chronische Fistel. |
| Dezember 1985: | Implantatentfernung zur Fistelsanierung, anschließend Teilbelastung, weiterhin Fistelung.<br>In der Folgezeit mehrmalige Entfernung von Knochensequestern. |
| Juli 1986: | Refraktur nach Bagatelltrauma.<br>Débridement. Biopsie (Abb. 3.9). Fixateur externe. |
| August 1986: | Fasziokutaner Lappen. |
| September 1986: | Entfernung des Fixateur externe. Oberschenkelgehgips. |
| November 1986: | Entfernung des Gehgipses.<br>Verlauf: Nach Beschwerden im Narbengebiet für ca. 12 Wochen weitgehend beschwerdefrei, keine Probleme mit der Tragfähigkeit, kein Osteitisrezidiv. |

*Anmerkung*

Die Primärverletzung stellt eine Indikation für einen Verriegelungsnagel dar. Die vorzeitige Plattenentfernung erscheint wegen des Infekts unumgänglich. Die folgenden Röntgenaufnahmen berechtigen zur Annahme der Belastungsfähigkeit. Die Osteitis hätte durch Débridement, Weichteilplastik und Fixateur externe früher behandelt werden können.

*4.1.10: Fall 20: Patientin, Jahrgang 1946*

Mai 1982: Geschlossene Tibiafraktur rechts. Plattenosteosynthese.

Mai 1983: Sturz vom Fahrrad. Bei liegender Platte adäquates Trauma! Neue Fraktur distal der Platte (Abb. 4.56).

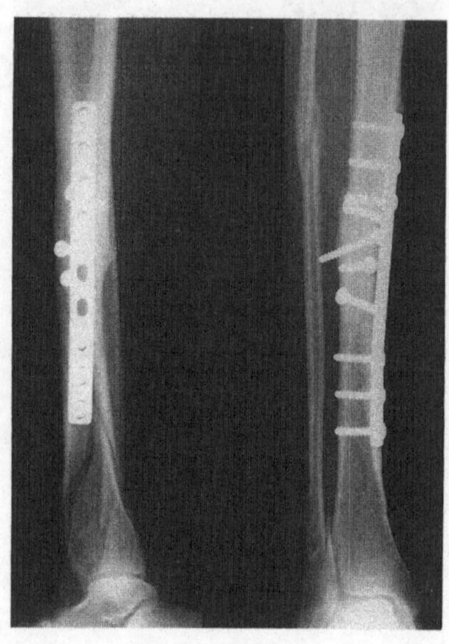

**Abb. 4.56.** Mai 1983: Distale Tibiaschrägfraktur unterhalb der Platte. Es handelt sich aufgrund der Unfallursache, der Frakturlokalisation und des Frakturverlaufs nicht um eine Refraktur, sondern um eine neue Fraktur außerhalb des alten Frakturbereichs

## 4.2 Schlußfolgerungen und Konsequenzen für die Therapie

Wie in Kap. 3 ausgeführt, haben alle Biopsien aus dem Refrakturgebiet Nekrosen des Knochens ergeben. Diese verhinderten, daß die Frakturen in der gesamten Zirkumferenz des Schaftes stabil überbrückt worden sind. Aus der unvollständig überbrückten Fraktur bzw. den Schraubenlöchern in vitalitätsgeschädigtem Knochen resultierten Kerben, die die Sollbruchstelle bildeten. Es kann davon ausgegangen werden, daß sich die Kerben unter üblicher Wechsellast vergrößert haben, bis die Tragfähigkeit nicht mehr gewährleistet war.

In Kap. 2 wurde dargelegt, daß es bei Marknagel- und bei Plattenosteosynthesen zu Vitalitätsschäden im Knochen kommt. Unter Platten kann es bei ungünstigen Bedingungen zu ausgedehnten transkortikalen Schäden kommen. Die Revaskularisation schreitet bei anatomischer Fragmentreposition und schlüssigen Implantatkontakt nur langsam voran. Sie kann Jahre in Anspruch nehmen, wie mehrere Biopsien von Refrakturpatienten zeigen. Im Gegensatz zu der Vorstellung, daß unter Ausschaltung jeglicher Relativbewegung (Stabilität) günstige Revaskularisationsbedingungen bestehen, finden sich die langwierigen Nekrosen unterhalb der Platte, also an dem Ort, an dem Relativbewegungen am geringsten sind, sofern sie überhaupt vorkommen.

Bei geschlossen durchgeführter intramedullärer Osteosynthese kommt es nicht zu transkortikalen Schäden. Die Revaskularisation schreitet aufgrund des spärlichen Implantat-Knochen-Kontaktes und der klaffenden Frakturspalten schnell voran. Lediglich bei Vorliegen einer länger bestehenden Knochennekrose an den Fragmentenden mit Verlust der Osteoinduktion ist auch unter Marknagelosteosynthesen mit langen Revaskularisationszeiten zu rechnen.

Daraus ergibt sich die Forderung für die Therapie, die Fragmentvitalität so wenig wie möglich zu beeinträchtigen, die Revaskularisation nicht zu behindern und den Knochen so lange zu sichern, bis Revaskularisation und Überbrückung eingetreten sind.

Das heißt für die Praxis:

- Bei Schaftfrakturen muß der intramedullären Osteosynthese der Vorzug vor der Plattenosteosynthese gegeben werden.
- Frakturen dürfen nur sehr sparsam zur Schrauben- oder Plattenosteosynthese aus den Weichteilverbindungen gelöst werden. Bei Frakturen mit zweit- und drittgradigen Weichteilschäden ist eine zusätzliche operative Freilegung kontraindiziert.
- Im Rahmen von Plattenosteosynthesen besteht die Hauptgefahr, besonders bei langen Schräg- und Zwischenfragmenten, nicht in der inkorrekten Reposition oder der ungenügenden Ruhigstellung, sondern in der Weichteilablösung und der Behinderung der Revaskularisation.
- Frakturen mit erheblicher Weichteilschädigung durch Unfall, Operation oder Infekt müssen besonders sorgfältig radiologisch kontrolliert werden.

Für die Röntgenbeurteilung sind folgende Kriterien zu beachten:

- Die Vorgeschichte ist bei der Röntgenbeurteilung gewissenhaft zu beachten.
- Die Lage der Schrauben und Platte kann Hinweise geben, ob und inwieweit Fragmente operativ devastiert worden sind.
- Die Frakturbereiche müssen bei Vitalitätsproblemen exakt eingeblendet werden. Von dem Grundsatz, ein Nachbargelenk mit darzustellen, sollte in diesen Fällen abgegangen werden, zumal die Achsstellung mehr als 1 Jahr nach der Osteosynthese kein wesentliches Problem mehr ist.
- Die Frakturzone muß im Zentralstrahl liegen.
- Da die Fraktur unter der Platte zuletzt durchgebaut wird, muß dieser Bereich eindeutig dargestellt werden und bei Verdacht für einen Vitalitätsschaden ggf. unter Durchleuchtung herausprojiziert werden.
- Eine verminderte Strahlentransparenz des kortikalen Knochens ist verdächtig auf einen Vitalitätsschaden. Die automatische Belichtung kann zu einer Unterbelichtung der Problemzone führen, wobei die Metaphysen korrekt belichtet werden. Die Belichtung ist so zu korrigieren, daß zweifelsfrei entschieden werden kann, ob im gesamten Frakturbereich eine durchgehende Bälkchenstruktur besteht.

Wenn die Überbrückung oder die Fragmentvitalität aufgrund der Röntgenuntersuchung oder des intraoperativen Befundes unzureichend erscheint, müssen folgende therapeutische Konsequenzen erwogen werden:

- Die einfachste Lösung ist, das Implantat für ein weiteres Jahr oder länger zu belassen.
- Wenn der unvollständige Durchbau erst während der Entfernungsoperation oder anhand

der abschließenden Röntgenkontrolle bemerkt wird, ist das Implantat wieder anzulegen, sofern nicht Gründe wie z.B. ein Infekt dagegen sprechen.

- Bei infizierten Verhältnissen wird auf einen Fixateur externe oder auf äußere Ruhigstellung wie Gips oder Orthese umgestiegen.
- Gelegentlich geben Patienten unangenehme Irritationen durch die Platte an und drängen auf die Plattenentfernung. In diesen Fällen kommt der Wechsel zu einer intramedullären Osteosynthese in Betracht.
- Gelegentlich kann es ratsam sein, den nekrotischen Knochen abzutragen und den Defekt durch Spongiosa aufzufüllen.

## Sachverzeichnis

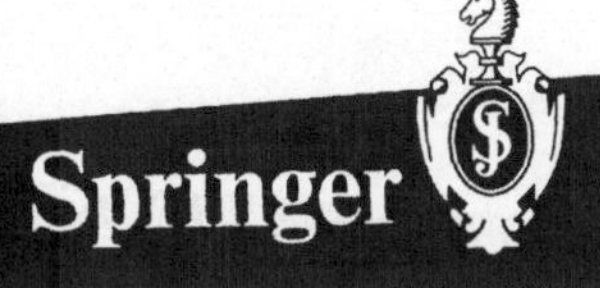

Springer